TÖDLICHER KARATE

Keine Konkurrenz mehr

Selbstverteidigung für die ganze Familie
Von Meister Leonardo Gudiño

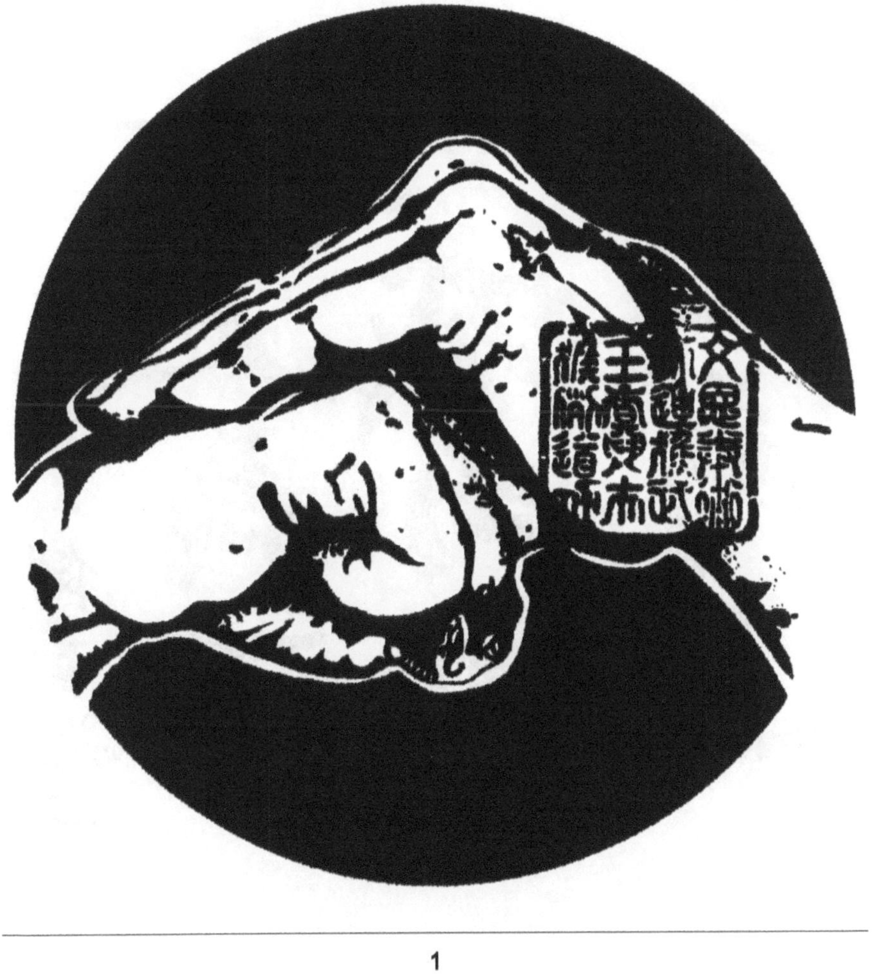

攻人為下　攻城為次　攻心為上

Authentisches Militärkarate
UND
Selbstverteidigung

Abbildungen: Shifu Leonardo Gudiño (TobiSpartan)

Rechte vorbehalten nach dem Gesetz.

Herkunft Mexiko.

Quántóu Yata no Karasu
(Übersetzt als Faust des achtfederigen Raben)

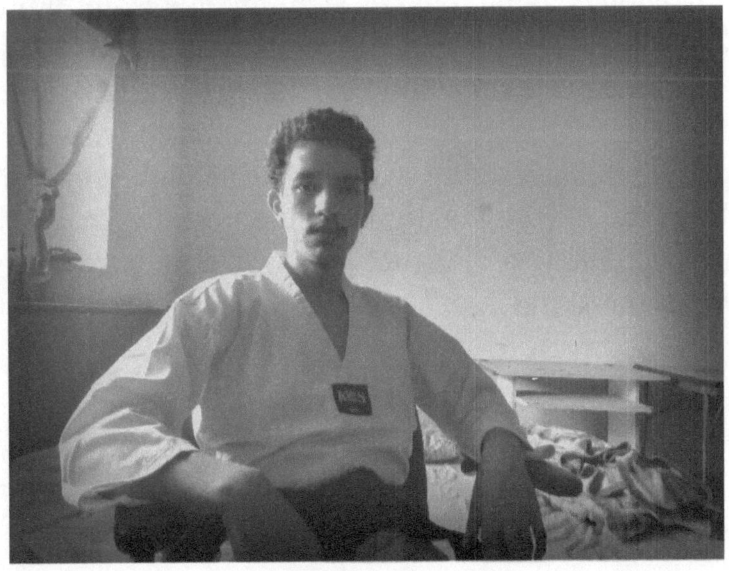

Shifu Leonardo Gudiño ist Kampfkünstler, Philosoph und Zeichner. Praktiker des Wing Chun-Stils und Gründer seines Huáng Lóng Kung Fu-Stils, der drei Hauptstile enthält: den Raven-Stil von "MORTAL KARATE", den Tiger-Stil von "TIGER BOXING" und den Dragon-Stil in "EL DRAGON" HUANGLONG KUNG FU ", das versucht, wirklich schnelle Verteidigungstechniken zusammen mit einer Philosophie, Ideologie und Herangehensweise zu zeigen und dem Krieger die Freiheit zu geben, sein Repertoire weiterhin um Fähigkeiten oder Techniken zu erweitern.

Vorwort:

Wo genau Karate geboren wurde und wer es erfunden hat, sind Daten, die im Nebel der Zeit verloren gehen. es ist nur mit Präzision bekannt, dass es sich um eine Kampfkunst handelt, die aus der Notwendigkeit heraus entstanden ist, sich selbst zu verteidigen und als einzige Waffen die natürlichen Waffen zu verwenden, mit denen wir von Mutter Natur ausgestattet wurden; Arme und Beine, die durch spezielle Trainingsformen zu einzigartigen Kampfelementen werden, um gefährdete Punkte des Menschen anzugreifen.

Karate bedeutet in seiner wörtlichen Übersetzung "leere Hand"; hatte seine Wiege in Asien, wo die traditionelle Geduld und Beobachtungstechnik aus etwas Nichtexistierendem eine wahre Wissenschaft der Kunst der Selbstverteidigung machte; Diese Wissenschaft war das geheime Erbe von Familienclans, die eifersüchtig von Generation zu Generation weitergegeben wurden, ihr außergewöhnliches Wissen. Daher hat Karate, obwohl es tief im Inneren gleich ist, unterschiedliche Projektionen, je nachdem, wo es gelernt wird.

Um es meinen Lesern in dieser bescheidenen Abhandlung vorzustellen, habe ich die am besten assimilierbaren Phasen dieses Sports zusammengestellt, in denen Scharfsinn, Intelligenz und List anstelle von roher Gewalt bestimmende Faktoren sind. Ich betrachte und empfehle Karate als den idealen Sport für die Jugend von heute, da eine seiner gesunden sportlichen Leistungen darin besteht, seinen Praktizierenden einen starken, beweglichen Körper zu bieten, der gegen alle Arten von Müdigkeit und Anstrengung resistent ist und einen gesunden und zähen Geist schafft. , zusätzlich zu einem kräftigen Geist der Verbesserung.

Die Kameradschaft und der Mut. Es stimuliert die Ritterlichkeit und ermöglicht eine gesunde Entlüftung der angeborenen kriegerischen Neigungen der Jungen; Nur der erstaunliche Fleiß, die Energie, die Ausdauer und die Intelligenz der Orientalen konnten sich vereinen, um der Welt die Früchte dieses wunderbaren Sports und außergewöhnlichen Systems der persönlichen Verteidigung zu bieten.

In dieser Abhandlung stelle ich eine Art Karate vor, die funktional ist, da sie die schwer zu assimilierenden oder gefährlichen Sets eliminiert und sie an moderne Trainingsmittel anpasst, die etwas von den Kanonen des reinen Klassismus abweichen, aber in ihren Endergebnissen ihren Unterricht erleichtern und Training.

Ich wünsche und hoffe, dass diese Abhandlung meinen Lesern von Nutzen sein wird und dass sie die schöne Botschaft von Anstrengung, Disziplin, Selbstverbesserung und Ritterlichkeit erfassen, die mit dem Erlernen dieses schönen Sports verbunden ist.

Meister Leonardo Gudiño

Ein gesunder Geist in einem gesunden Körper

Blume der Jugend; Körperliches Training.

Bevor Sie lesen und schreiben lernen, müssen Sie das Alphabet buchstabieren, mit dem Buchstaben A beginnen und so weiter, bis Sie lesen können. Genau das werden wir mit dem Leser tun: Wir werden ihn bei der Hand nehmen und ihn Schritt für Schritt, aber ohne Pause, nach und nach lehren, um ihn zu einem erfahrenen Karate- und Selbstverteidigungskünstler zu machen. Wir werden es zunächst physisch vorbereiten.

Dazu muss der Antragsteller durch eine gründliche Untersuchung die Genehmigung eines Arztes beantragen; Sobald diese wesentliche Anforderung erfüllt ist, werden wir uns mit der Angelegenheit befassen.

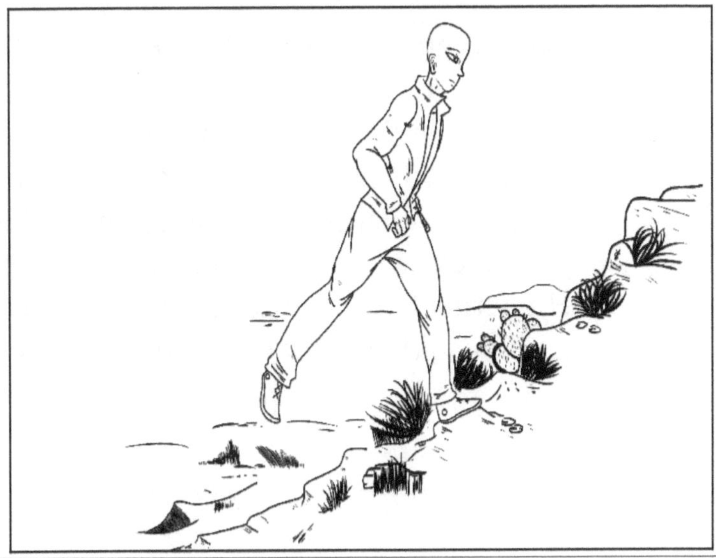

Das Obige mit dem alleinigen Zweck, den Praktiker über seinen Körper zu informieren und ob er genetische oder funktionelle Einschränkungen aufweist.

Nachdem Sie Ihren Körper physisch kennengelernt haben, müssen Sie die Übungen in Ihrem Bereich anpassen, z. B. wenn Sie nicht springen, Cardio machen usw. können.

In einigen Fällen wie Asthma oder Verletzungen wird empfohlen, "La Salud del Dragon" vom selben Autor zu lesen.

Der Sport, den wir jetzt hundertprozentig männlich kennenlernen wollen, erfordert neben maximaler Muskelleistung einen soliden Widerstand gegen die erheblichen Anstrengungen, die das für das Lernen erforderliche Training erfordert. Deshalb werden wir anfangen, es zu verschärfen, indem wir es einer strengen sportlichen Disziplin unterwerfen.

Das Vorstehende über "männlich" soll darauf hinweisen, dass es in diesem Fall, da es nicht zu sportlichen Zwecken, sondern zur Verteidigung dient, eine Präferenz für Charakter und den Wunsch haben soll, an Stärke und Zähigkeit zu gewinnen, weshalb Frauen aus Gründen kein Hindernis haben sollten ästhetisch, gewichtig, geschmacklich oder emotional.

Wer Kraft will, findet die Übungen praktisch und richtig für einen eisernen Körper; unabhängig von Geschlecht, Alter oder körperlicher Verfassung (letztere wissen, wie sie zu Ihnen passen).

Als ersten Teil dieses Trainings wird Langlauf betrieben, vorzugsweise an einem Ort voller Bäume. Diese Übung sollte jeden Tag durchgeführt werden und versuchen, mindestens zwei Kilometer zurückzulegen, um die Entfernung zu vergrößern, da Ihr Körper die Route mühelos unterstützt.

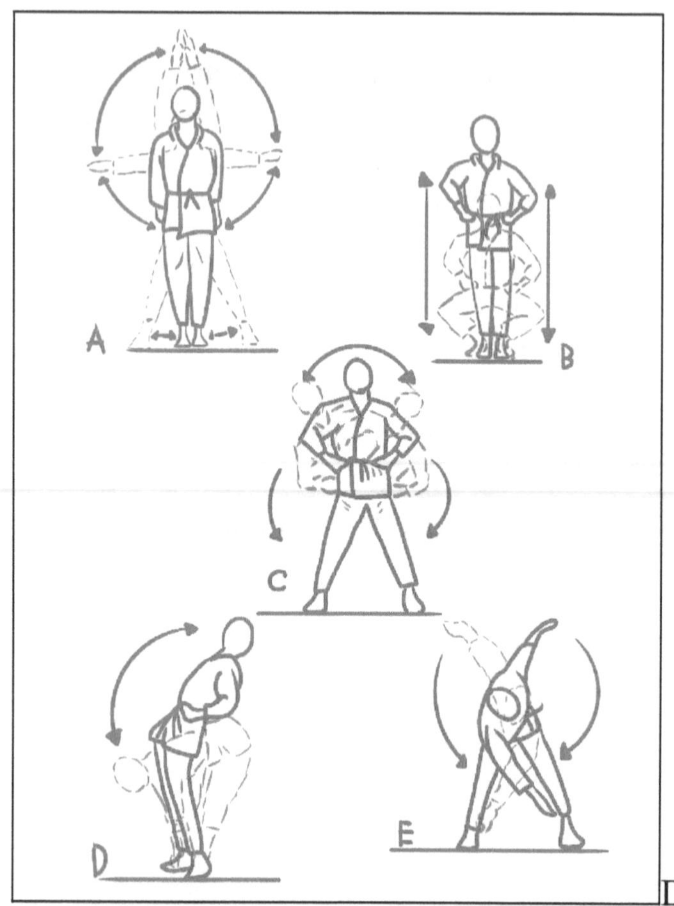

Der für das Laufen angegebene Weg sollte zunächst langsam und gleichmäßig sein, ohne Niederschlag, und natürlich mit geschlossenem Mund und ohne Zwang weit durch die Nase atmen. Machen Sie nach den ersten fünfhundert Metern leichten Joggens eine schnelle Route von mehr oder weniger hundert Metern und fallen Sie dann in den langsamen und rhythmischen Lauf zurück, um die Atmung zu normalisieren. Wenn es sich erholt hat und weitere fünfhundert Meter gelaufen ist, wird es einen neuen "Sprint" (kurzes und schnelles Rennen) von weiteren hundert Metern proben. wieder in einen leichten Trab fallen und so weiter, bis die Quote von mehr oder weniger zwei Kilometern erreicht ist. Wenn Sie diese Übung durchführen, insbesondere in den ersten Tagen, sollten Sie sich nicht anstrengen, da das Ergebnis kontraproduktiv sein kann. Versuchen Sie, das ideale zu finden, ohne unnötigen Druck auszuüben, und bereiten Sie so die Lunge auf nachfolgende Trainingseinheiten vor. Überwachen Sie während des Laufs sorgfältig Ihre Atmung und halten Sie sich in einem dicken, geschlossenen Sweatshirt warm.

Nach dem vorherigen Rennen werden wir eine Reihe von Calisthenic-Übungen durchführen, die auf den folgenden Seiten dargestellt sind.

Jede dieser Übungen sollte durchschnittlich fünfzehn bis zwanzig Mal pro Sitzung durchgeführt werden. Meine Empfehlung ist, die Anzahl der Übungen zu machen, die jeder Leser entsprechend seiner Muskelkonformation gut fühlt, da zu viele Übungen, anstatt nützlich zu sein, schädlich sind, da sie die Muskeln zu stark straffen, was in jeder Sportart negativ ist, weil Ein Mann mit starken Muskeln bewegt sich nur langsam, was keine vorteilhafte Situation ist, da wir Geschwindigkeit und Beweglichkeit brauchen, um als Katatisten hervorzuheben.

An diesem Punkt wird der Leser beim formellen Sporttraining feststellen, dass sich sein Appetit erheblich verbessert, da er sich um seine Ernährung kümmern muss, die auf reichlich Gemüse, Eiern, Fleisch und Fisch basiert, und die Aufnahme von sauren Fetten, Mehlen und im Allgemeinen so weit wie möglich vermeidet säure- und kalorienreiche Lebensmittel; Der Schlaf wird schwerer und erholsamer sein. Versuchen Sie daher, mehr zu schlafen. Ein Durchschnitt von 8 bis 9 Stunden oder ein Nickerchen von 6 Stunden am Nachmittag und in der Nacht ist ratsam, um den durch das Training verursachten Verschleiß zu ersetzen.

Über korrektere Fütterungsinformationen; Das Buch "Die Gesundheit des Drachen" wird empfohlen.

Nun beginnen wir mit der Aufwärmübung, die mit dem Buchstaben A gekennzeichnet ist. Sie besteht aus: vom Stehen zur Aufmerksamkeit, Springen durch Öffnen des Kompasses und gleichzeitig Klatschen mit den Handflächen über dem Kopf, Rückkehr zum Stellen Sie sich mit einem weiteren Sprung darauf, dann senken sich Ihre Arme kräftig in ihre natürliche Position und schlagen mit den Handflächen fest auf Ihre Oberschenkel.

Die mit dem Buchstaben B gekennzeichnete
Übung ist allen als "Kniebeugen" bekannt; Wir
werden dies tun, indem wir aufspringen, später
auf den Fußspitzen stehen und springen, um die
Waden zu versteifen; Von dort werden wir mit
viel Faser runter gehen und uns wieder mit
einem Sprung verbinden.

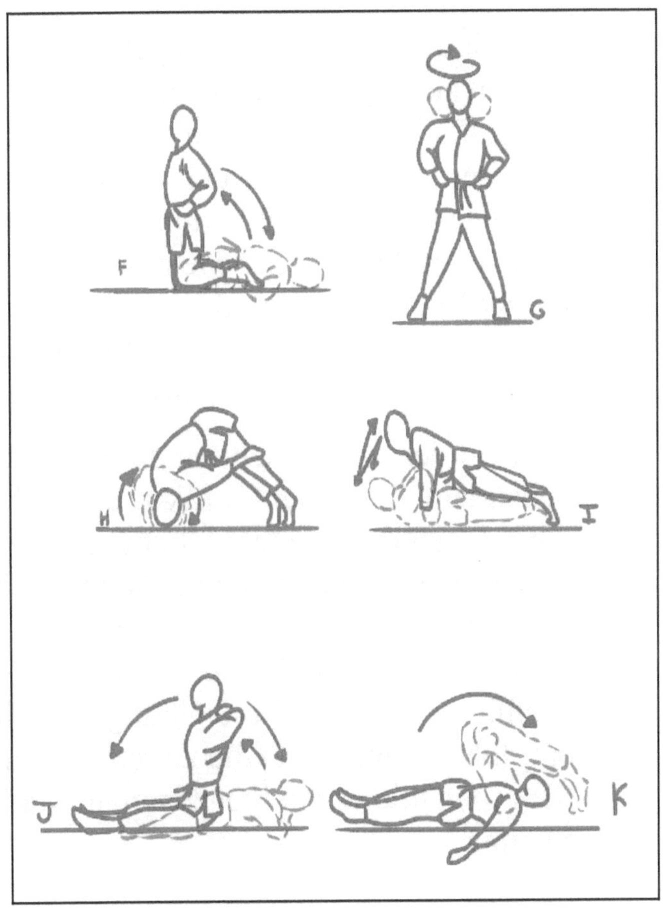

Diese Übung wird dringend empfohlen, um Ihre
Beine zu springen. Führen Sie es mindestens
zwanzig Mal pro Sitzung aus.

Übung C befasst sich mit Drehbewegungen der Taille.

Abgesehen davon, dass es eine großartige Methode zur Vermeidung der sogenannten "Reifen" ist, verleiht es der Taille eine große Elastizität und Federkraft. Sie müssen zwanzig Bewegungen pro Seite ausführen.

Die mit dem Buchstaben D gekennzeichnete bezieht sich auf Übungen zum Beugen der Taille. Es ist sehr gut, eine Feder zu erhalten: Wirf deinen Körper zurück, zwinge den Kopf so weit wie möglich und berühre von dort aus den Boden mit den Handflächen und halte ihn steife Beine; Beobachten Sie die Zeichnung der Feder mit den Bewegungen. Führen Sie es auch zwanzig Mal pro Sitzung aus.

Nun werden wir die Übung des Buchstabens E behandeln, die in der Grafik ziemlich klar erklärt wird. Es ist eine weitere Übung, dem Aspiranten Leichtigkeit zu geben und Frühling zu haben. Drücken Sie die darüber liegende Hand zurück, damit Sie sie beim Absenken problemlos ausführen können. Diese Übung wird dringend empfohlen, um die Taille zu reduzieren. Machen Sie es wie die vorherigen zwanzig Mal pro Sitzung.

Die Übung, die auf der Seite mit dem Buchstaben F gekennzeichnet ist, ist für Anfänger etwas schwierig, obwohl sie von großem Wert ist, da sie eine außergewöhnliche Elastizität bietet. Führen Sie diese Bewegung nur zehnmal aus und üben Sie in den ersten Sitzungen sehr sorgfältig. Übertreiben Sie die Notiz nicht, suchen Sie Hilfe, wenn Sie sie die ersten Male üben.

Die Kennzeichnung mit dem Buchstaben G ist selbsterklärend. Dies ist eine Übung, die dazu neigt, dem Nacken Leichtigkeit, Leichtigkeit und Geschwindigkeit zu verleihen: Machen Sie zwanzig Umdrehungen nach rechts, und um den Schwindel loszuwerden, machen Sie so viele nach links, dann von hinten nach vorne und kleben Sie den Bart auf die Brust. Lösen Sie am Ende der Serie den Hals mit leichten Bewegungen für beide Seiten.

Die mit dem Buchstaben H gekennzeichnete Übung ist etwas rau, daher wird sie nicht mehr als zehn Mal ausgeführt.

Es ist dasjenige, das angezeigt wird, um den Hals zu härten und ihn mit einer Stärke zu drehen, die der eines Stiers entspricht. Die Grafik zeigt deutlich das genaue Muster, dem zu folgen ist.

Die Übung des Buchstabens I, allgemein bekannt als "Liegestütze", muss zwanzigmal durchgeführt werden; An den ersten Tagen werden wir zehn machen, aber nach der ersten Arbeitswoche werden wir den Betrag erhöhen, bis wir das angegebene Kontingent erreichen.

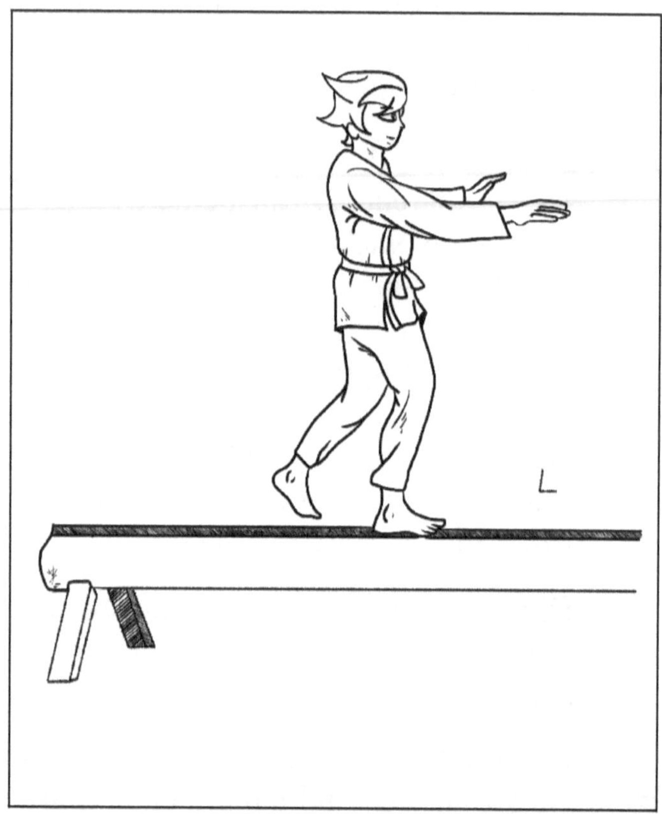

Versuchen Sie, diese Übung an den Fingerspitzen der Hände durchzuführen, um sie zu härten. Wirf deinen Kopf so weit wie möglich nach hinten und versuche, den Boden mit der Spitze deines Bartes zu berühren. Dies ist eine fabelhafte Übung, bei der wir ohne Grund aufhören sollten, täglich zu üben, da dies der Schlüssel ist, um einen Mann von einem Schwächling abzuwenden.

Jetzt werden wir zu einer sehr starken Übung übergehen, die wesentlich ist, um einen der weichen Teile des Körpers, dh den Magen, zu verhärten. Es ist notwendig, es mindestens zwanzig Mal täglich zu üben, es mit großer Begeisterung und Faser zu tun und die Beine mit der Stirn zu berühren, damit sie fest auf dem Boden sitzen, ohne das Knie einen Millimeter zu beugen.

Um diese Reihe von Übungen zu beenden, werden wir zwanzig Bewegungen ausführen, die der mit dem Buchstaben K gekennzeichneten entsprechen, die als Pause zur vorherigen dient und diese ergänzt. Verleiht den Weichteilen viel Kraft, verleiht dem Aspiranten eine athletische Form und wird dringend empfohlen, um den Frühling zu erreichen. (Ich erkläre dies ausführlich im jeweiligen Kapitel.) Ich empfehle meinen Lesern, ihre Messungen im Voraus aufzuschreiben und vor Beginn dieses Kurses ein Foto ihres Körpers zu machen, um die beiden drei Monate später zu vergleichen.

Sie werden sofort bemerken, dass Ihr Körper dazu neigt, der eines perfekten Athleten zu werden, dass Ihre Muskeln an Zähigkeit und Kraft zugenommen haben, so dass der Aspirant bereit ist, in das raue Training des Sports einzusteigen, ohne Angst zu haben, sich selbst zu verletzen. Nun, in seinem gegenwärtigen Zustand wird es perfekt und ohne Probleme Karate-Scharmützeln standhalten, egal wie rau sie sind.

Mit aller Absicht habe ich zum Schluss eine sehr einfache Übung hinterlassen, aber von großem Wert, die in der vorherigen Grafik dargestellt zu sein scheint. Wie zu sehen ist, besteht es darin, schnell auf einer hölzernen Querstange in einer bestimmten Höhe zu gehen, von vorne nach hinten und umgekehrt, sehr schnell auf einem Fuß zu stehen und mit dem anderen imaginäre Tritte nach vorne, zu den Seiten und nach hinten auszuführen. . Diese Übung verleiht den Beinen viel Beweglichkeit, Gleichgewicht, Kraft und Sicherheit. Es ist die am meisten empfohlene Übung, die für eine gute körperliche Vorbereitung existieren kann.

Die Querstange ist ungefähr vier Meter lang, falls sie nicht erreicht werden kann, ersetzen Sie sie intelligent durch einen Zaun oder ähnliches, damit Sie die wunderbaren Leistungen erzielen können, die Sie aus Ihrem Training mit Ihrer Praxis ziehen.

Um Ihre Trainingseinheit zu beenden, gehen Sie durch den Raum, in dem Sie trainieren, springen Sie mit einem Bein, das andere trägt und wechseln Sie das Bein, wenn Sie müde sind.

Mit dem oben Gesagten schließen wir dieses Kapitel ab, das das wichtigste von allen ist, da es ohne die richtige Assimilation nicht ratsam ist, weiterzumachen. Die vorherige körperliche Vorbereitung muss in den ersten zwei oder drei Monaten sehr intensiv sein, dann dauert sie das ganze Leben des Bewerbers, angepasst an die genaue Art der Sportroutine, die er ausführen möchte, aber ich bestehe darauf, dass sie niemals aufgegeben werden sollte.

Unter der Annahme, dass der Antragsteller bereits drei Monate an seiner körperlichen Vorbereitung gearbeitet hat, können wir auf die Angelegenheit eingehen.

Ich präsentiere meinen Lesern diese moderne Abhandlung über Karate und Selbstverteidigung, in der ich all jene Sets, Tricks und Schläge zusammengestellt habe, die meiner Meinung nach für die lateinische Eigenart und das lateinische Temperament besser geeignet sind. Die von mir empfohlenen Trainingsformen stammen aus der traditionellen orientalischen Mystik, aber sie kommen dem Aspiranten zugute, der mit der Theorie in diesem Buch außergewöhnliches Wissen über die persönliche Verteidigung erhält. Dies sind wunderbare, praktisch unbekannte Schläge, bei denen als einzige Waffe Körperteile verwendet werden.

Das Wichtigste ist, dass sie unmerklich zu einem großartigen Sport werden, der ihnen, abgesehen von einem starken Körper und widerstandsfähigen Muskeln, großes Selbstvertrauen gibt. Aber ich muss meine freundlichen Leser daran erinnern, dass man im Sport nur dann Erfolg hat, wenn man unermüdlich trainiert, sich immer korrigiert, nach besseren Techniken sucht, Fehler debuggt und auf körperliche und geistige Verbesserung abzielt.

Unser Sport, obwohl es wahr ist, dass er uns
einen großen Vorteil gegenüber dem Profanen in
diesem Wissen verschafft, müssen wir auch
erkennen, dass er uns keinen klaren Brief der
Unverwundbarkeit gibt, da es Menschen gibt,
mit denen wir stolpern können, die ohne jegliche
sportliche Ausbildung Sie sind in der Lage,
jeden zu besiegen, sei es aufgrund ihrer
angeborenen Stärke oder ihres Kampfgeistes.
Aufgrund der Tatsache, dass sie gut oder
schlecht lesen oder üben, was auf diesen Seiten
geschrieben steht, glauben sie nicht, dass sie
unbesiegbar sind, im Gegenteil, wir dürfen das
Gegenteil niemals unterschätzen, bevor wir es
wissen, geschweige denn, wenn wir hier alles
perfekt aufgenommen haben versucht, zusätzlich
zu vielen Jahren des Vorteils reichlich Schweiß
im Training zu verlieren.

Unser Sport ist ein Sport der langfristigen
Patientendisziplin; Wenn wir heute anfangen,
denken wir daran, dass es notwendig sein wird,
es viele Jahre lang unermüdlich zu praktizieren,
um bestätigen zu können, dass wir es zur Hälfte
wissen, damit der Leser denkt, dass er durch den
Erwerb dieses Buches eine lebenslange
Haftstrafe für gesunde Erholung und sportliche
Verbesserung kauft.

Mentale Vorbereitung

Diese Abhandlung enthält äußerst grobe Züge, deren Ergebnisse katastrophal sein können. Daher bitte ich meine Leser, vor dem vollständigen Erlernen des Denkens nach Bedarf nachzudenken und sich mental darauf vorzubereiten, außergewöhnliches Wissen über ihre sportlichen Leistungen zu erhalten, das als Waffe dienen wird zur persönlichen Verteidigung, aber das ist aus eigener Kraft gleichbedeutend damit, etwas Stärkeres als eine Schusswaffe mit einer geschnittenen Patrone mitzubringen, und empfiehlt, dass Verantwortungslosigkeit, Nervosität oder mangelnde moralische Qualität einen schönen Sport zu einer Gefahr für sich selbst machen oder für ihre Kollegen.

Das Wissen über Karate und Selbstverteidigung, das Sie hier finden, muss als gesunder Sport angesehen werden, natürlich für starke Menschen, da es die Entsprechungen von Boxen und Jiujitzu enthält, Sportarten, die einen anständigen Ausweg aus den natürlichen kriegerischen Neigungen junger Menschen ermöglichen Gleichzeitig verhärten sie ihre Muskeln und bereiten sie richtig darauf vor, anmutig aus allen Situationen herauszukommen, in denen es wichtig ist, sich zu verteidigen.

Deshalb müssen meine Leser ihren Geist und Verstand mit Adel, Anstand und Ritterlichkeit erfüllen, um diesen Sport zu einem Mittel der körperlichen Verbesserung und moralischen Härte zu machen.

In der Praxis und während der notwendigen Gefechte, die darauf abzielen, die Geheimnisse dieses Vertrags zu erforschen, wird ein Partner benötigt, da dies sonst nicht zu 100% praktikabel ist. In diesem Fall müssen wir in Ritterlichkeit und Selbstverleugnung des Sports eintauchen, nach gesunden Praktiken suchen, ohne den Partner zu verletzen, und uns an das olympische Wappen erinnern, dass es im Sport nicht darum geht, zu gewinnen, sondern zu konkurrieren und in unserem Fall zu lernen jede Übung, sowohl unsere Siege als auch unsere Niederlagen.

Der zweite Aspekt, um den man sich kümmern muss, ist die Gelassenheit, da ein Karate-Darsteller ein gelassener, ruhiger Mann sein muss, der keine Emotionen auf seinem Gesicht zeigt. Seine emotionale Kontrolle muss während der Entwicklung der Scharmützel absolut sein, sein Gesicht wird so kalt und undurchdringlich sein wie das einer Statue, und er darf keine Nerven haben. Dieser wichtige Aspekt wird nur durch ständiges Üben und eine strenge persönliche körperliche Kontrolle von Schmerz und Emotionen erreicht.

Der dritte unverzichtbare Aspekt, um den man sich kümmern muss, ist, die Angst vor dem Schlag zu verlieren; Nun, obwohl es wahr ist, dass wir lernen, wie man Schläge abfedert, ist es auch wahr, dass sie in den frühen Stadien weh tun und vieles mehr. Dies kann dazu führen, dass der Antragsteller das Vertrauen verliert und Angst bekommt. Daher ist es notwendig, dass er sich vor dem ersten formellen Gefecht mit vielen Tagen intensiver körperlicher Vorbereitungsübungen auseinandersetzt, mit denen er durch die Steigerung der Kraft seiner Muskeln auf die gleiche Weise auch sein Selbstvertrauen und seine Gelassenheit erhöht. Das Vertrauen, das allmählich zunimmt, wenn Sie das routinemäßige Wissen über formale Sets, das sorgfältig in die Praxis umgesetzt wird, allmählich aufnehmen.

Abschließend werde ich mich mit zwei Aspekten befassen, die der Schlüssel zum Erfolg sind: Hartnäckigkeit bei Ihrer Sportvorbereitung und enthusiastische Aggressivität beim Casting.

Die erste wird mit einer konstanten und unerbittlichen Disziplin des täglichen Trainings erworben.

Das zweite ist bei manchen Menschen natürlich, aber bei denen, die es nicht haben, anfällig für Entwicklung; Dies muss Teil unseres Trainings und unserer mentalen Vorbereitung sein, eine logische Folge des Vertrauens, das durch die ständigen Gefechte gewonnen wird.

Deshalb bestehe ich noch einmal darauf, dass es notwendig ist, die physischen und mentalen Aspekte des Aspiranten bei den Übungen bei der Hand zu nehmen, damit beide ihn in ihrer genauen Verbindung zum Erfolg führen, ein Erfolg, der nicht nur im Sport beobachtet wird , wird aber glücklich in allen Aspekten seines Lebens transzendieren, im Leben eines Athleten, der körperlich und geistig gesund ist und die folgenden weisen Worte als Wappen trägt:

1. **TENACITY FÜR LERNEN UND SEINE PRAXIS**

2. **SUBLIMISIERUNG VON DETAIL UND KLASSIK**

3. **SERENE UND BERECHNETE AGGRESSIVITÄT**

4. **SPORTRITTER**

Mit den oben genannten Elementen und 30 Minuten Training pro Tag werden alle meine Leser nach einigen Jahren zu außergewöhnlichen Darstellern dieses schönen Sports.

Besondere Empfehlungen

Ich empfehle meinen Lesern, die folgenden Empfehlungen zur Kenntnis zu nehmen:

A. Wenn sich der Antragsteller nicht in perfekter körperlicher Verfassung fühlt, sollte er aus keinem Grund akzeptieren, an einem Gefecht teilzunehmen.

B. Wenn es während eines Trainings notwendig ist, es zu stoppen, um einem der Teilnehmer zu entsprechen, reicht ein vereinbartes Signal aus, damit das Training sofort beendet wird. Das Signal kann mündlich sein oder drei Schläge auf den Körper des Gegners geben. Dies ist ein Pakt zwischen Herren und Sportlern, der genauestens eingehalten werden muss.

C. Für den Fall, dass während einer Schulungssitzung ein KO erhoben wird, muss der Antragsteller eine Woche frei nehmen, bevor er ein neues Gefecht annimmt. Es ist sicherlich ratsam, einen Arzt aufzusuchen, der nach seiner Meinung zum Unfall fragt.

D. Scharmützel nicht nach dem Essen oder während des Verdauungsprozesses.

E. Es ist nicht bequem, mit Anfängern zu üben, die die Prinzipien der Verteidigung noch nicht kennen. Trainieren Sie mit Experten, um Sie zu führen, zu schützen und zu unterrichten.

F. Verwechseln Sie den Machismo nicht mit den Ratschlägen.

G. Machen Sie Sport so breit wie eine Religion.
Denken Sie daran, dass das Wissen in diesem
Buch viele Tage sorgfältiges Training und
große Geduld erfordert.

Wenn Sie die oben genannten Empfehlungen
sorgfältig in die Praxis umsetzen, erhalten Sie
viele Vorteile in Bezug auf Gesundheit,
körperliches und geistiges Wohlbefinden
sowie einen außergewöhnlichen
Geisteszustand, gepaart mit dem Gefühl des
Vertrauens und der Sicherheit, das das Gefühl
einer wunderbaren Technik der persönlichen
Verteidigung bietet.

Das Atmen

In diesem Kapitel lernt der Leser den
wichtigsten Teil seiner Sportvorbereitung: das
Wissen, wie man richtig atmet, etwas, das nur
sehr wenige Menschen in seinem genauen Wert
einschätzen und das, wie wir später sehen
werden, für Folgendes wesentlich ist:

Das Atmen lebt, die wichtigste Funktion des menschlichen Körpers ist das Atmen, weil alle anderen von dieser Funktion abhängen. Der Mensch wird einige Zeit ohne Essen oder Trinken leben können, aber ohne zu atmen würde sein Leben unweigerlich in Sekundenschnelle enden. Dies, was leicht zu verstehen ist, enthält die große Wahrheit über den Erfolg oder Misserfolg eines Athleten, da starke Muskeln ihm nichts nützen, wenn er nicht richtig atmen kann, da die Arbeit von Herz und Lunge viel mehr ist lebenswichtiger als das der Muskeln; Dies bleibt jedoch von vielen Bewerbern unbemerkt.

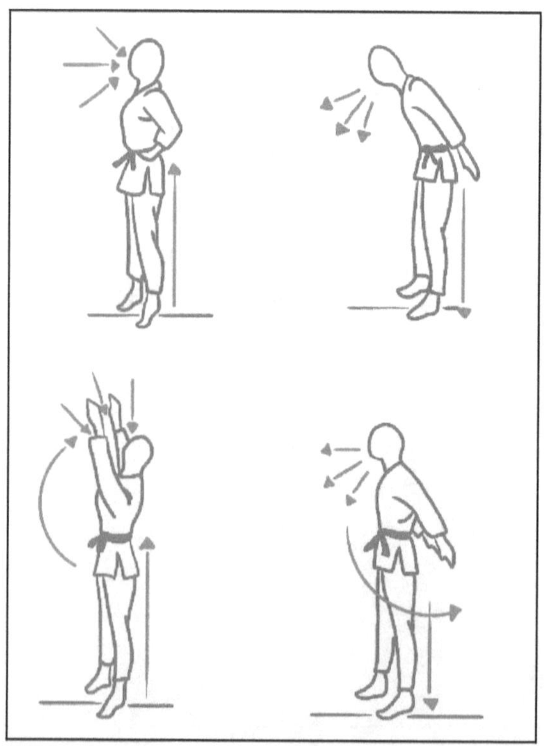

Das Herz und seine wichtigen Funktionen arbeiten außerhalb der Kontrolle unseres Willens, aber durch die Übungen zur körperlichen Vorbereitung, die ich im entsprechenden Kapitel beschreibe, kann die Zusammenarbeit dieses Organs erreicht werden.

Im Gegensatz zum Herzen können die Lungen durch unseren Willen kontrolliert werden, solange wir uns bemühen, dies durch das intelligente Training zu erreichen, das ich unten beschreibe.

Von diesem Moment an werden wir mit dem Studium und der Praxis eines guten Atmungssystems beginnen.

Denken wir immer daran, dass eine gute Atmung zu einem physischen und mentalen Zustand der Verbesserung führt, da die Atmung den Menschen mit dem notwendigen Sauerstoff versorgt, um sein Blut zu reinigen, Kohlensäure auszutreiben, die Durchblutung zu beeinflussen und in eine endlose Liste von einzugreifen körperliche Vorteile.

Es gibt zwei Möglichkeiten zu atmen:

A. Der gemeinsame Atem, den wir alle kennen und den wir als überlegen bezeichnen werden.

B. Vollständige, niedrigere oder Zwerchfellatmung, was wir in den Zeilen vor uns sehen werden.

Die erste Art des Atmens, die dem Menschen weltweit bekannt ist, muss nicht studiert werden, da wir sie vom Moment der Geburt an erwerben und damit den Beginn des Lebens geben. Diese Art des Atmens nutzt den oberen Teil der Lunge.

Die vollständige, untere und Zwerchfellatmung ist eine der wertvollsten Eigenschaften des Yoga. Es ist nicht leicht zu lernen, da es ein ständiges Training gemäß den unten angegebenen Regeln erfordert:

Achten Sie darauf, atmen Sie tief durch, mit all der Ausdehnung, die Sie Ihrer Lunge geben können, um sie bis zu ihrer vollen Kapazität mit lebensspendendem Sauerstoff zu füllen. Füllen Sie zuerst den oberen Teil und dann den unteren Teil, damit der Sauerstoff das Zwerchfell erreicht, halten Sie ihn etwa fünfzehn Sekunden lang und stoßen Sie ihn dann langsam durch den Mund aus. Atme wieder, fülle den unteren Teil der Lunge mit Sauerstoff und setze das Zwerchfell ins Spiel, das beim Abstieg Druck auf die Bauchorgane ausübt und die Vorderwand des Bauches drückt, wodurch der mittlere Bereich der Lunge gefüllt wird untere Rippen und Brustbein; Füllen Sie dann den oberen Teil der Lunge, heben Sie den oberen Teil der Brust an und ziehen Sie den Bauch leicht zusammen. Mit wessen Bewegung helfen wir den Lungen, ihre volle Kapazität zu erreichen. Bleiben Sie fünfzehn Sekunden in dieser Position und stoßen Sie dann die abgestandene Luft, die Magen und Lunge enthielten, gewaltsam aus. Das Ausstoßen der Luft muss so stark wie möglich durch den Mund erfolgen und so lange geblasen werden, bis sie vollständig leer ist. Starten Sie einen neuen tiefen Atemzug, bringen Sie Sauerstoff zurück in Ihren Magen; fünf Sekunden lang gedrückt halten und normal durch die Nase ausstoßen.

Beginnen wir nun langsam, aber tief mit einer neuen Sauerstoffaufnahme, heben unsere Arme und erfreuen uns an dem breiten Atemzug frischer Luft, der sanft Millimeter für Millimeter kommt, bis Lunge und Magen ihre volle Kapazität erreicht haben. Um sie von ihren eigenen Verunreinigungen zu reinigen, halten Sie den Sauerstoff einige Sekunden lang und stoßen Sie ihn langsam aus, bis Sie eine vollständige Entspannung erreicht haben.

Die erste Lesung reicht nicht aus, um den vollständigen Mechanismus dieser unteren Atmung zu verstehen. Deshalb ist es wichtig, sie mehrmals zu üben, vorzugsweise vor einem Spiegel, damit ihre korrekte Funktionsweise vollständig aufgenommen und verstanden werden kann. Der ideale Ort, um die vorherigen Übungen zu üben, ist ein Ort voller Bäume. Die bequemsten Stunden sind die ersten des Tages (siehe Zeichnungen auf der Seite).

Die Menge und Dauer dieser Atemübungen sollte in den ersten Tagen moderat sein. Sie werden allmählich zunehmen, wenn der Aspirant mit ihnen vertraut wird. Wenn das oben Genannte auf intelligente Weise ausgeführt wird, haben wir eine stärkere, gesündere und kontrolliertere Lunge, die als unermüdliche Quelle wirkt, uns Kraft verleiht und die Müdigkeit lindert, die mit den plötzlichen Bewegungen des Sports einhergeht, den wir lernen werden.

Die Mannschaft

Alle Sportarten müssen mit angemessener Ausrüstung ausgeführt werden, um ihre Leistung zu erleichtern. Um Karate und die hier diskutierten persönlichen Verteidigungssets zu üben, müssen sich meine Leser daher auch richtig ausrüsten. Dazu empfehle ich ein dreiteiliges Outfit, bestehend aus einer festen Jacke oder einem Kimono, einer losen Hose, einem Jockstrap und einem Band, das als Gürtel dient, aus dickem Stoff oder Baumwolle, genäht mit Nähten, mit starker Baumwollschnur; Es wird eine dünne Leinwand empfohlen, die mit rautenförmigen Nähten vernäht ist, um den Widerstand zu erhöhen. Die Hose ist etwas locker, damit sie nicht leicht reißt, und wird mit Zöpfen aus demselben Stoff, der als Kordelzug bezeichnet wird, an die Taille angepasst.

Die Füße werden nach Möglichkeit barfuß sein, wobei die Nägel gut geschnitten sind. Bei Bedarf können sie mit Handschuhen angezogen werden, die von Geräteturnern oder Parkour-Schuhen verwendet werden, und im letzten Fall können Tennisschuhe mit Schnürsenkeln ohne Metallklemmen verwendet werden, dies nur in besonderen Fällen, da der Sport barfuß ausgeübt werden muss ;; Halten Sie die Fingernägel so beschnitten wie möglich und tragen Sie keine Ringe.

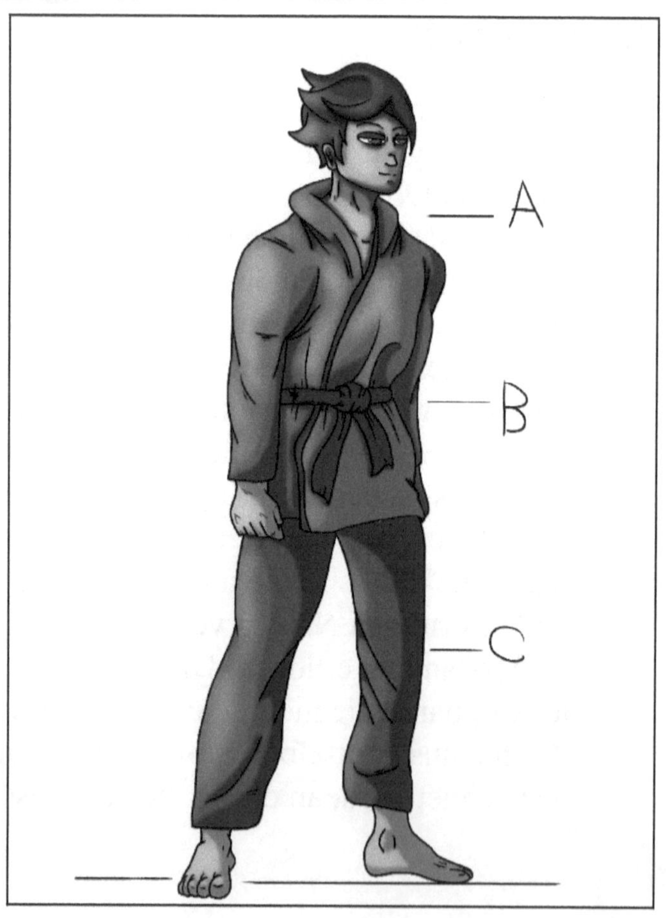

Es ist notwendig, eine Trainingstasche zu erwerben, wie sie Boxer für ihre Übungen verwenden, einen Tisch zum Üben des Koteletts (darauf werde ich in den folgenden Kapiteln näher eingehen) und einen Behälter, für den ein Eimer voller Linsen oder Holzspäne verwendet werden kann trainiere die Hand. Sobald Sie die oben angegebenen Elemente haben, können wir mit unseren sportlichen Aktivitäten beginnen.

Wo und wie man diesen Sport ausübt

Nach dem vorherigen Training, um die notwendige körperliche Verfassung zu finden, um vollständig in die Praxis von Scharmützeln einzusteigen, wird der Aspirant voller Vitalität sein, seine Muskeln werden verhärtet sein und sein Geist wird bereit sein, Maßnahmen zu ergreifen.

Dazu brauchen wir einen geeigneten Ort, um die Theorie dieser Abhandlung zu testen und das, was in Druckbuchstaben dargestellt wird, in positive Ergebnisse umzuwandeln. Der ideale Ort sollte ein sauberer, gut belüfteter Ort ohne Geräusche sein, der mit einem Dojo ausgestattet ist, dh einer Matratze von ungefähr vier Metern pro Seite, die auf einer Holzplattform platziert wird. Die Matratze muss mit weichen Materialien gefüllt und mit einer widerstandsfähigen Leinwand ausgekleidet sein, wie sie in dem Ring verwendet wird, in dem olympisches Wrestling praktiziert wird. Weder zu hart, um den Körper nicht vor der Rauheit von Stürzen zu schützen, noch zu weich, um dies zu ermöglichen Füße sinken, da dies zu einem Geschwindigkeitsverlust führen würde; Wenn Sie sich nicht auf eine solche Matratze verlassen können, können Sie im Freien auf dem Rasen trainieren.

Sobald entschieden wurde, wo die genannten
wesentlichen Elemente zu finden sind, könnten
die Scharmützel beginnen, die mit einem Partner
des gleichen Alters, der gleichen Größe und des
gleichen Gewichts geübt werden müssen, wobei
die ersten Sätze von einem Experten eifersüchtig
beobachtet werden müssen oder Zumindest von
jemandem, der in dieser Angelegenheit initiiert
wurde, der die Aufgabe hat, die korrekte
Ausführung der Sets zu unterstützen, und der
auch die Mängel der Antragsteller korrigieren
muss, um die Entstehung von Lastern zu
vermeiden und die physische Sicherheit der zu
gewährleisten Eingeweihte, die sie sozusagen an
der Hand in ihren Pininos innerhalb dieses
Sports führen, in dem die primäre Phase die
wichtigste ist, um die sie sich kümmern müssen.

Wenn die Aspiranten diesen ersten Aspekt zufriedenstellend bestanden haben und anfangen, Geschicklichkeit zu zeigen, wechselt sich die Praxis mit stärkeren Männern unterschiedlicher Größe und Gewichte ab, die den Aspiranten nach und nach physisch und psychisch bedecken und damit und mit jeder neuen Übung ihre bestätigen Wissen. Für den Fall, dass der dritte Mann, den ich als Wachhund bezeichne, nicht gezählt werden kann, empfehle ich, die Übung mit großer Vorsicht durchzuführen, nur zu markieren und sich nicht tief in die Ausführung der Abgüsse zu stürzen. Um kontraproduktive Ergebnisse zu vermeiden, verlangsamt dieser Prozess des Markierens und Nichtziehens das Lernen, ist aber definitiv sicherer. Wenn ein Satz gut verstanden ist, führen Sie ihn vollständig aus.

Hygienevorschriften

Jeder Sportler braucht sowohl eine eifrige Pflege seines Verhaltens als auch die strikte Einhaltung der Hygienevorschriften, um den idealen Gesundheitszustand zu erreichen, der eine Verbesserung des Sports ermöglicht.

Um das oben Gesagte zu erreichen, füge ich unten zehn Verhaltensregeln strenger Sportdisziplin ein, die Ihre Gesundheit, Ihr körperliches und geistiges Wohlbefinden positiv beeinflussen.

I. Stehen Sie früh auf, führen Sie Atemübungen, Gymnastik und ein leichtes Training der hier behandelten Themen durch.

II. Durchschnittlich mindestens acht Stunden am Tag schlafen oder sechs Stunden Nickerchen machen.

III. Geh weg von Laster und Exzessen.

IV. Essen Sie gut, zur richtigen Zeit, reichlich Gemüse, rotes Fleisch, Fisch, wenig Mehl und Fett.

V. Mäßig mit Vitaminen natürlichen oder pflanzlichen Ursprungs verfeinern.

VI. Viele Sonnenbäder und Spaziergänge im Freien.

VII. Überwachung Ihres Gewichts und Ihrer Gesundheit.

VIII. Sorgfältige Einhaltung von Sauberkeit und Hygiene.

IX. Regelmäßige ärztliche Untersuchungen.

X. Strenge Sportdisziplin, um keinen Tag ohne Training und ohne Unterbrechung zu verpassen, um die oben genannten Regeln auszuführen.

XI.   Regelmäßige ärztliche Untersuchungen.

XII.   Strenge Sportdisziplin, um keinen Tag ohne Training und ohne Unterbrechung zu verpassen, um die oben genannten Regeln einzuhalten.

Durch die Ausführung der in den vorherigen Zeilen genannten Angaben erhält der Antragsteller als Belohnung für seine Beharrlichkeit den größten Schatz, der unter der Sonne existiert und der Gesundheit ist. Erinnern wir uns deshalb immer an diesen weisen Satz:

- **Gott vergibt immer ...**

- **Mann manchmal ...**

- **Natur nie ...**

Kümmern wir uns mit größtmöglichem Eifer um das kostbare Geschenk, mit dem uns die Natur ausgestattet hat: Gesundheit.

Frühling lernen

Es wird unter Feder- oder Federbewegungen verstanden, die alle mit großer Geschwindigkeit und Kraft ausgeführt werden und dazu neigen, einen Blitzangriff oder einen schnellen Ausgang zu ermöglichen.

Die Hauptfedern befinden sich in den Oberschenkeln und in der Taille, aber alle unsere Muskeln sind anfällig für Federn, wenn wir sie zuvor darauf vorbereitet haben.

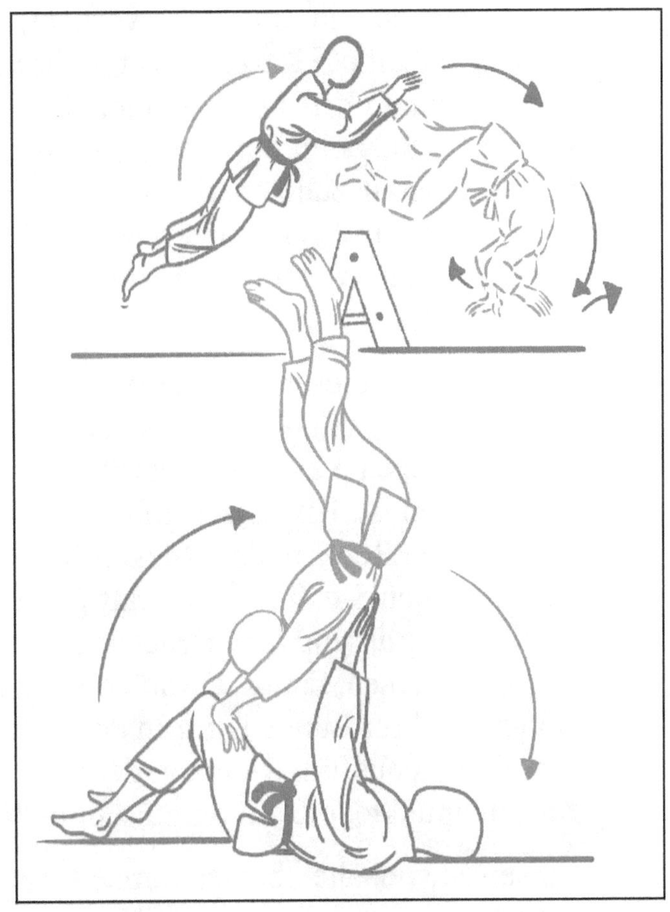

In der vorherigen Grafik sind die Federn und ihre häufigsten Vorbereitungsübungen dargestellt. Das „A" zeigt diejenige, die aus der als Kniebeugen bekannten Übung abgeleitet wurde, aus der ein Sprung hervorgeht, der für Beweglichkeit bei Katzen sorgt. Führen Sie die oben genannte Kniebeugenübung durch und versuchen Sie beim Springen, das Beste aus dem Frühling herauszuholen, den Ihre Muskeln bieten. Tun Sie es einhundert Mal und versuchen Sie jedes Mal, ein temperamentvolleres Ergebnis zu erzielen.

Wenn Sie mit dieser Feder zufrieden sind, proben Sie die mit dem Buchstaben "B" abgebildete, eine Taillenfeder, die sehr einfach auszuführen ist. Um es auszuführen, legen Sie sich auf den Rücken, den Rücken flach auf den Boden, heben Sie die Beine kräftig mit einer Taillenfeder an und lassen Sie sie so hoch wie möglich reichen, damit der Stützpunkt auf dem Boden zu Ihrer Lunge wird. In der Luft springen Ihre Füße lebhaft in Richtung der vier Kardinalpunkte, die auf dem Frühling basieren.

Lassen Sie uns die oben erwähnte Übung beenden, indem wir einen starken und schnellen Frühling geben, der uns aufstehen lässt.

Lesen Sie die Referenztabelle sorgfältig durch und arbeiten Sie mit dieser unterhaltsamen Übung, die für gesunde Unterhaltung sorgt und Ihnen die Möglichkeit gibt, so agil wie ein Rotluchs zu werden.

Jetzt üben wir einen sehr einfachen Frühling.
Um dies zu tun, wenden Sie sich dem Studium
der Abbildung „D" in der abgebildeten Grafik
zu, in der eine Bewegung dazu neigt, die
Handflächen auf den Boden zu bringen. Um dies
zu erleichtern, machen Sie eine Feder, indem Sie
die Taille nach hinten drücken. Wenn Sie nach
vorne und unten zurückkehren, geschieht dies
auf natürliche Weise mit großer Einfachheit und
erleichtert das Berühren des Bodens mit den
Handflächen.

Mit den vorhergehenden Beispielen und mit
Quellen seines eigenen Erfindungsreichtums
sollte der Leser sein Quellenrepertoire jeden Tag
erweitern, was sehr nützlich sein wird, wenn wir
uns mit den Scharmützeln befassen, die ich in
den nächsten Kapiteln vorstellen werde.

Ich empfehle, die als "Tigersprung" bekannte
Übung zu üben, die in der Grafik dargestellt ist,
da sie hervorragende Ergebnisse liefert.

Vorbereitung der Hände

In diesem Kapitel werden wir uns mit einem Grundthema
für den Sport befassen, das uns in dieser Abhandlung
beschäftigt, nämlich die Hände allmählich zu härten, bis
sie zu einer starken Schmiedezange werden. Um dies zu
erreichen, müssen die in der Grafik dargestellten Übungen
täglich durchgeführt werden. Diese bestehen aus:

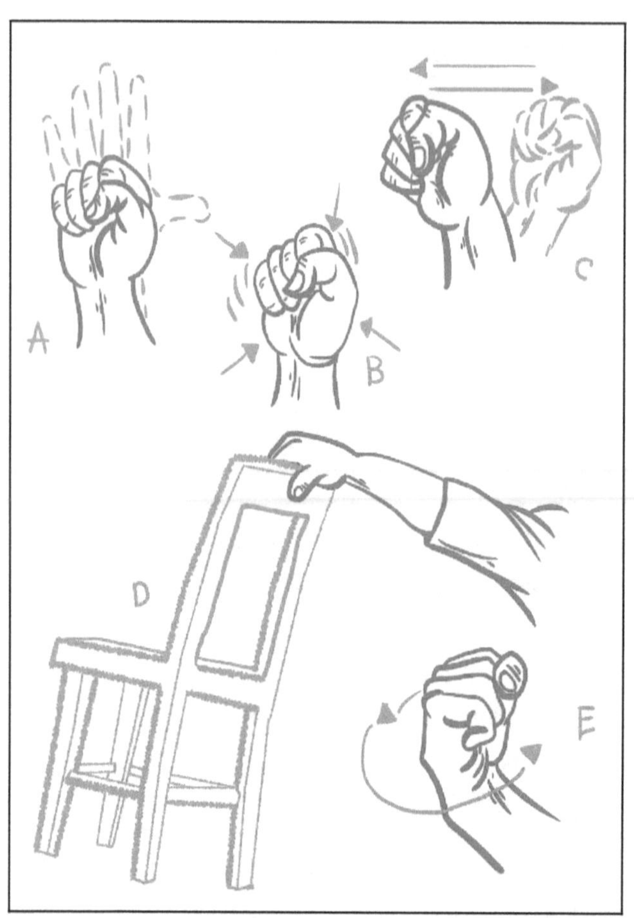

A. Öffnen und schließen Sie die Hand
kräftig, mindestens hundert Mal in jeder
Serie.

B. Drücken Sie einen Schwammball mit den
Fingerspitzen zusammen.

C. Führen Sie Bewegungen von vorne nach
hinten aus.

D. Heben Sie einen Stuhl oder einen ähnlichen Gegenstand mit Druck mit den Fingern an, ohne das Handgelenk oder den Arm zu krümmen.

E. Rotationsübungen der Hand mit fest geschlossener Faust in Richtung der vier Kardinalpunkte abwechselnd. Um die Muskeln der vorherigen Übungen zu entspannen, lockern Sie Ihre Finger und schütteln Sie kräftig Ihre Hände. Schlagen Sie mit den Fingern, was Ihnen sofortige Erleichterung verschafft. Beständigkeit in der täglichen Praxis dieser Übungen, nach einigen Monaten wird der Leser starke Hände, bewegliche und robuste Finger und ein solides Handgelenk haben, mit dem wir den ersten Schritt der Serie, der ihn führen wird, kaum erklommen haben werden ein guter Karate-Darsteller.

Beeilen Sie sich nicht und wollen Sie in kurzer Zeit das erreichen, was normalerweise viele Jahre Vorbereitung erfordert. Denken Sie daran, dass Ihre Hände das Arbeitsinstrument in diesem virilen Sport sein werden, in dem nur diejenigen hervorstechen, die Hartnäckigkeit zeigen.

Unterwerfen Sie sich daher bereitwillig den oben genannten Praktiken. Sei dein eigener Trainer, erhöhe die Menge und Zeit der Übungen, wie es bequem ist und deine Muskeln reagieren auf dich auf die gleiche Weise. Gehen Sie nicht über Bord, aber tun Sie nicht weniger, als Sie für notwendig halten. Behalten Sie immer den gleichen Arbeitsrhythmus bei.

Der Tajo

Wenn die Hände des Lesers mit den Übungen im vorherigen Kapitel ausreichend verhärtet sind, kann er mit dem Üben dieses verheerenden Schlags beginnen, der einfach zu sein scheint, aber eine lange Trainingszeit erfordert, um ihn effektiv und kraftvoll zu machen. Holen Sie sich für Ihr Training ein Brett, das ungefähr fünfzig Zentimeter lang und zwanzig Zentimeter breit und drei Zentimeter dick ist, legen Sie es auf Ihre Oberschenkel und üben Sie den Schlag, indem Sie die Planke mit der linken Hand anhalten, während Sie mit der rechten schlagen und umgekehrt. Diese tägliche Übung sollte durchgeführt werden, indem mindestens hundert Mal mit jeder Hand geschlagen wird, wobei die Schlagkraft erhöht oder verringert wird, da die Hand die Stöße unterstützt.

Wir werden mit mehr oder weniger starken
Schnitten beginnen, die weiche Schläge
einstreuen, um sich auszuruhen, und von Zeit zu
Zeit Schläge mit maximaler Kraft geben; diese
treten zunächst seltener auf; Die Zeit wird uns an
festere Stöße gewöhnen, da der Rand der Hand
an diesem Tag widerstandsfähiger ist und der
Schlag genauer ist.

Üben Sie den Schnitt auf einem Sack, wie er von Boxern oder mit dem ausgekleideten Brett der Kataristas verwendet wird, und schlagen Sie an verschiedenen Stellen, wobei Sie den Schnitt aus verschiedenen Startwinkeln senden. Um diesen Schuss von allen erdenklichen Ausgangspunkten aus zu meistern und dass er von allen gut, genau und hart herauskommt, empfehle ich, sich die ersten Male nicht zu freuen, wenn Sie zu hart schlagen, da dies Ihre Hand verletzen kann. Die Beherrschung der Grube wird nach einem Jahr täglicher Übung erreicht.

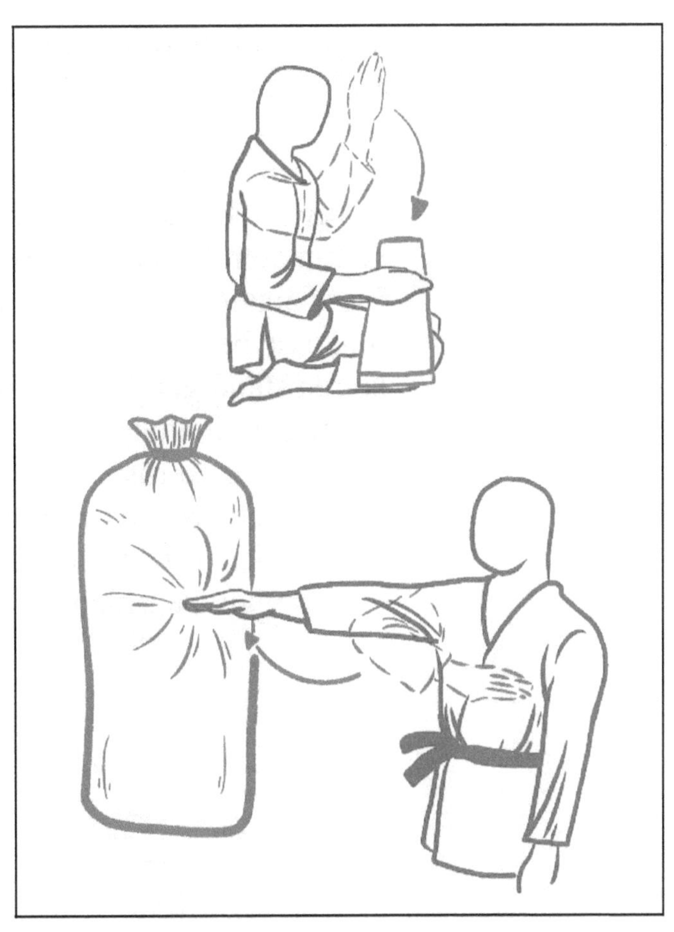

In meinem sportlichen Leben habe ich mehr als ein Dutzend Karate-Darsteller getroffen, die es nach mehr als zwanzig Jahren täglichem Training dieses Schlags relativ leicht geschafft haben, einen Zentimeter dicken Ziegelstein zu brechen. Diese außergewöhnlichen Darstellungen sind, wie bereits erwähnt, nur nach vielen Jahren ständiger Arbeit möglich. Daher meine Empfehlung an die Leser, sich mit viel Geduld zu rüsten und dieses wunderbare Wissen unermüdlich zu üben, das Sie sicherlich für die Zeit, die Sie ihm widmen, gut bezahlen wird.

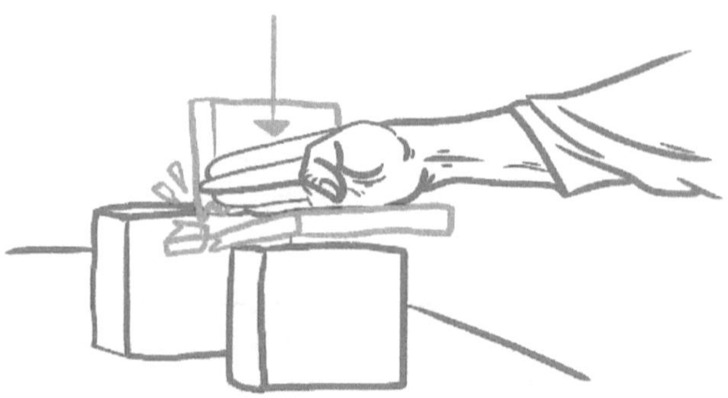

In der Zeichnung des Diagramms ist ein Masterblockhub dargestellt, der eine Tafel bricht. Sie selbst werden sicherlich Ambitionen haben, etwas Ähnliches zu tun, was Sie auf der Grundlage des oben beschriebenen hartnäckigen Trainings erreichen werden.

WARNUNG

Das Wissen, das der Leser in den folgenden Kapiteln sehen wird, ist äußerst rau und gefährlich. Aus diesem Grund empfehle ich während Ihrer Trainingseinheiten viel Umsicht und Ritterlichkeit.

Karate-Waffen

Wie wir bereits festgestellt haben, bedeutet das Wort Karate "leere Hand" oder Hand ohne Waffen. Die wahre Technik dieses Sports hat jedoch dank speziellem Training Hände, Ellbogen, Finger, Knie und Füße zu mächtigen Kampfwaffen gemacht.

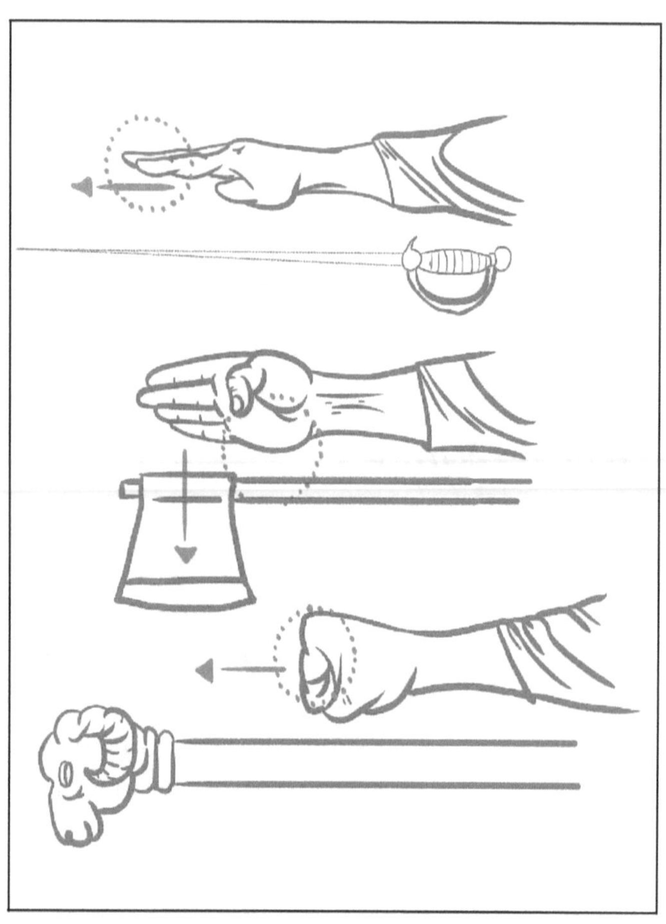

In den folgenden Grafiken sind unsere natürlichen Waffen dargestellt. daneben befinden sich eine Reihe von Zeichnungen, die symbolisch die Art des Kampfelements zeigen, zu dem sie werden. Die Kontrolle über diese Waffen zu haben ist nicht einfach, es erfordert eine angemessene körperliche Kondition, damit sie die Rendite von mehreren Jahren bieten können, damit sie zu unseren Gunsten gut organisiert sind.

Der Leser sollte von diesem Moment an auf die Idee gebracht werden, viel und viele Jahre lang zu lernen und zu üben, um den Wunsch zu kristallisieren, der ihn dazu brachte, dieses Buch zu kaufen, das Besitzer wundervollen Wissens werden soll Dies bietet sowohl die Möglichkeit, sich wissenschaftlich gegen körperliche Angriffe zu verteidigen, als auch ein starker Mann zu sein, der körperlich und geistig gesund ist, einen starken Körper besitzt, schnelle Reflexe, starke Muskeln und große Beweglichkeit.

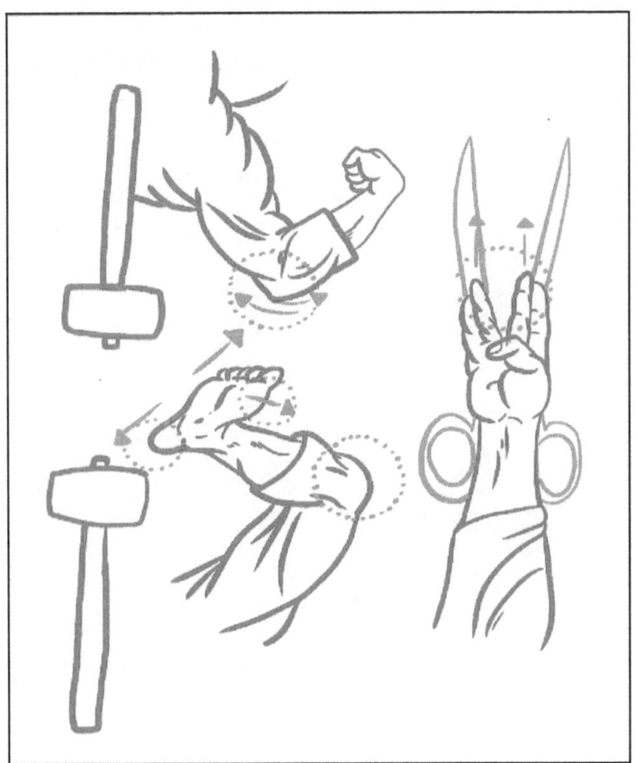

Ich bestehe jedoch darauf, dass all dies erst nach langen Stunden rauen und intensiven Trainings erreicht werden kann, bei denen viele Stunden des Fitnessstudios von unseren Aktivitäten gestohlen wurden und alle Arten von menschlichen Lastern und Schwächen völlig entfallen.

Da der Karate-Darsteller die eifrige Einhaltung von Verhaltensregeln verlangt, nicht nur körperlich, sondern auch geistig.

Lassen Sie uns also die Referenzzeichnungen sorgfältig studieren, um die Botschaft ihrer Symbole zu verstehen, und ohne weiteres die Schritte beginnen, die es uns ermöglichen, sie zu tugendhaften Darstellern dieses männlichen Sports zu machen.

Gefährdete Körperteile

Die Zeichnungen in dieser Grafik zeigen, welche Stellen des Körpers anfällig sind, um diejenigen zu härten, die dafür anfällig sind.

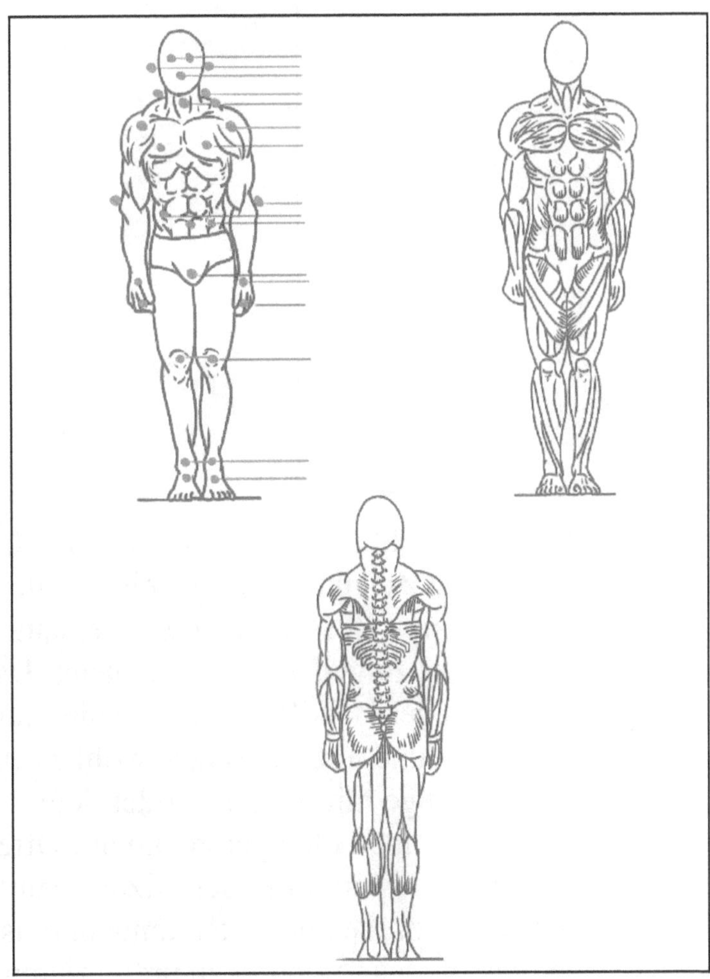

Karate-Schlag mit der Basis der Handfläche

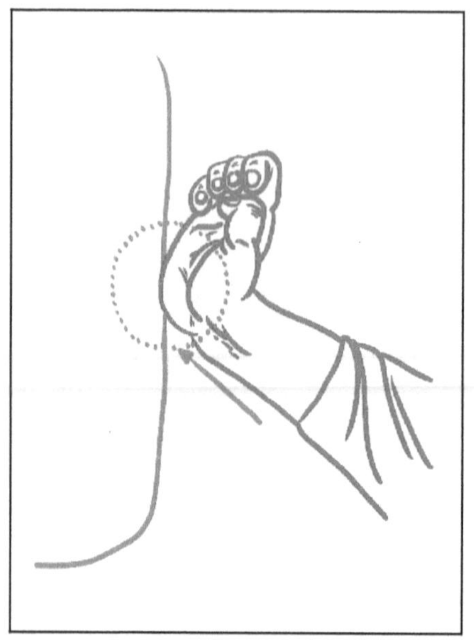

In den Abbildungen der vorhandenen Grafiken finden Sie Zeichnungen, die eine weitere der wunderbaren Ressourcen dieses erstaunlichen Sortiments zeigen, das Karate bietet. Darin wird die Basis der Handfläche verwendet, um Schläge zu treffen und abzulenken, sowohl Tritte als auch Schläge mit der Faust oder dem Schrägstrich zu blockieren und auf Orte zu zielen, die als anfällig identifiziert wurden. Um diese Ressource nutzen zu können, muss man lernen, die Hand richtig zu präsentieren, um Verletzungen der Finger zu vermeiden. Jede Hand wird austauschbar verwendet.

Lesen Sie die Abbildungen in den obigen Zeilen sorgfältig durch, um sich mit dem Thema zu befassen. Bereiten Sie Ihre Hand vor und beginnen Sie mit der Schattenübung vor einem Spiegel, um den idealen Stil für die Ausführung zu finden. Wenn Sie diesen ersten Aspekt erreicht haben, werden wir mit dem formellen Schlagen gegen den Sack fortfahren, um die Hand und die Rauheit ihrer Stöße zu härten. Natürlich sollte dieser Schlag auf keinen Fall für einen Schlag geändert werden, den wir mit geschlossener Faust anwenden können. Dies ist eine elementare Logik, aber wir müssen die Effizienz dieses Wurfs erkennen, wenn wir kurz kämpfen und mit diesem Schlag den unteren Teil von hart treffen können die Basis der Nase des Gegners, an der wir sie materiell pulverisieren werden; So,

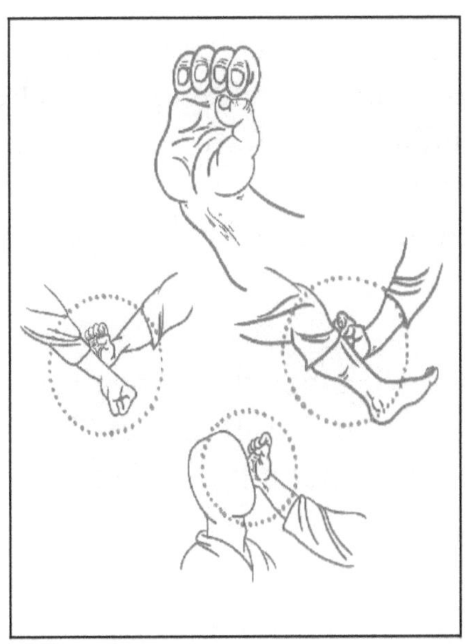

Im Blockierungsplan sollte geübt werden, Markierungsstriche abzulenken, die der Übungspartner uns sowohl beim Lernen als auch beim Leerzeichen senden wird. Versuchen Sie, alle Ihre Stöße außerordentlich schnell, stark und kraftvoll zu machen, und bringen Sie Ihre Hand sofort wieder in die Ausgangsposition, dh auf der Hut. Akzentuieren Sie den Schlag hart, um ihn effektiver zu machen. Die ersten Trainingstage mit Ihrem Partner müssen einvernehmlich sein, dh im Voraus wissen, welcher Schlag blockiert werden soll, um dies zu tun. Wenn seine Bosheit zunimmt, wird die vorherige Vereinbarung verschwinden und an ihrer Stelle werden Überraschungsschläge aus allen möglichen Blickwinkeln geworfen, um entschlossener zu werden und die Ressourcen, die sie aufnimmt, voll auszunutzen.

Übe abwechselnd diesen Schlag mit beiden Händen, um ihn vollständiger zu machen. Üben Sie es gründlich, bis Sie sicher sind, dass Sie es perfekt kennen, und führen Sie es in jeder Position, in der Sie sich befinden, ordentlich aus.

Karate Kick

Jetzt werden wir einen der farbenfrohsten, spektakulärsten und kraftvollsten Schläge des Karate studieren, der mit der Kante der Fußsohle gespitzt ist.

Abgesehen davon, dass es sehr auffällig ist, wird es im offenen Kampf als Selbstverteidigungs- oder Blockierungsressource verwendet, um den Boden für definitivere Schläge vorzubereiten und als Erweichungsmethode oder als direkter Angriff.

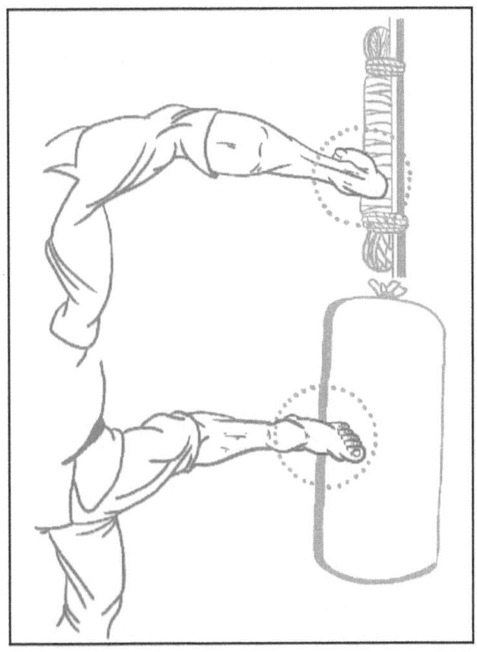

Daher kann man erkennen, dass es sich um eine sehr breite Ressource handelt, daher ist es notwendig, sie perfekt zu lernen.

Dieser Schlag wird barfuß ausgeführt und erfordert notwendigerweise den Spiegel, da dort die primären Bewegungen abgestimmt und die Ausführungsfehler selbst korrigiert werden.

Der Schlag kann mit der Außenkante der Fußsohle, mit der Fußsohle, mit der Ferse oder mit den Zehen abgegeben werden. Diese Besetzung erfordert viel Elan, einen absoluten Sinn für Gleichgewicht, Geschwindigkeit und Zähigkeit. Um diesen Schlag zu meistern, ist Geduld erforderlich, Monate und Monate ständiger und endloser Spiegel- und Schattenübungen, bis wir die notwendige Leichtigkeit erreichen und damit beginnen, gegen den Sack oder die Makiwara zu üben.

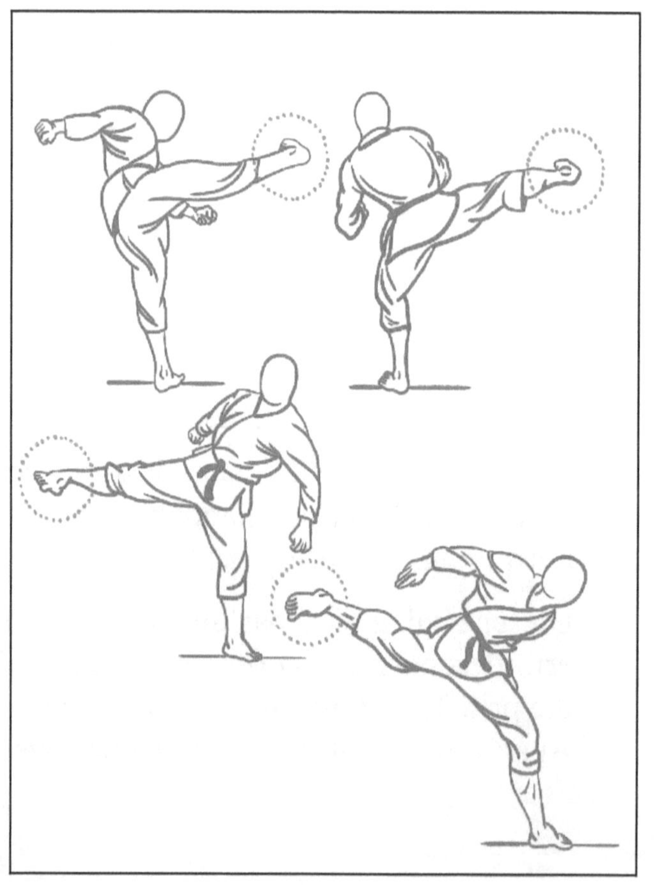

Es ist nicht ratsam, gegen die oben genannten
Elemente zu trainieren, ohne vorher fließend und
beweglich zu sein, da das, was erreicht werden
würde, kontraproduktiv wäre, dh ein vielleicht
starker Schlag, aber ohne jegliche
Beweglichkeit, und die Grundlage für den Erfolg
bei dieser Besetzung ist die Beweglichkeit von
Katzen , gepaart mit einem starken Schlag des
effektiven Ziels.

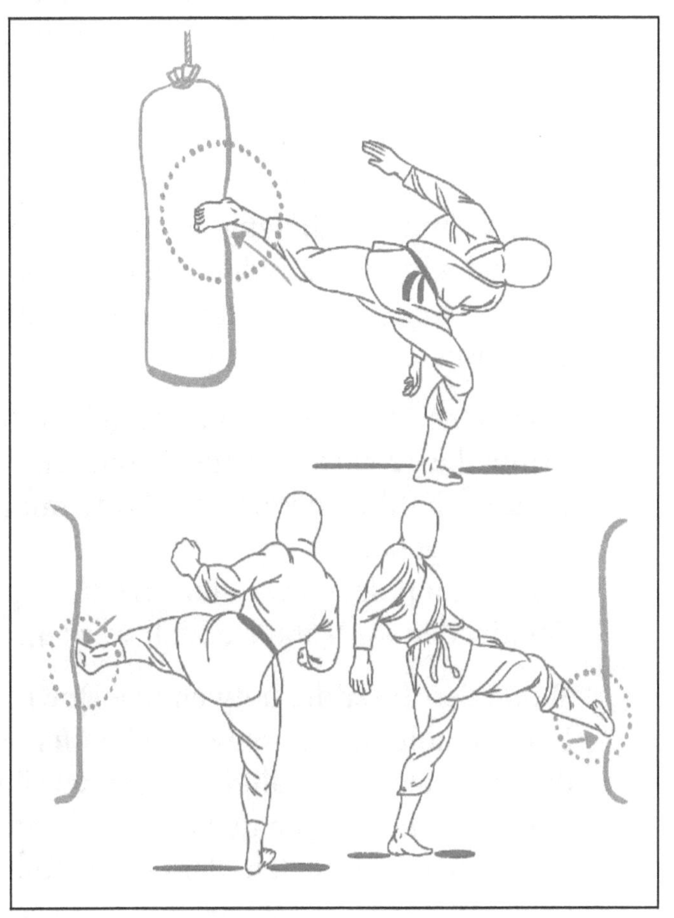

Eine vorbereitende Übung zu diesen Workouts, die ich als ideal empfehle, besteht darin, ein paar Minuten am Tag über das Seil zu springen, um Ihren Beinen etwas Leichtigkeit zu geben.

Lassen Sie uns nach den vorherigen Empfehlungen auf die Angelegenheit eingehen, indem wir die Abbildungen der gezeigten Grafiken sorgfältig studieren, in denen die grundlegenden Bewegungen dargestellt sind, die erforderlich sind, um mit diesem Schlag eine Wirksamkeit zu erzielen.

Wie zu sehen ist, gibt es zwei grundlegende Aspekte: Erstens, fest auf einem Bein stehend, eifersüchtig das Gleichgewicht während des Sekundenbruchs zu schützen, den es in der Luft bleibt; zweitens, um den Kick genau an den gewünschten Ort zu bringen.

Aber sie sind keine verrückten oder ertrinkenden Tritte, die geworfen werden, sondern wissenschaftlich berechnete Tritte mit ruhigem Ziel und gerader Kraft, so dass bei einem Aufprall auf den gewählten Ort die geplanten Dividenden im Voraus erzielt werden.

Wenn der Leser die notwendige Beweglichkeit, Leichtigkeit und Geschwindigkeit hat, die für diesen Schlag ideal sind, werden wir ihn nicht vorher formell gegen den Sack trainieren, um den Schlag zu erhalten, der den Aufprall gegen etwas Widerstandsfähiges gibt; Lassen Sie uns dazu die Grafik studieren, die ein Schlagtraining gegen einen Sack oder Makiwara zeigt.

Ich überlasse dieses Zubehör Ihrer Wahl, aber meine Empfehlung ist, die ersten Übungen mit großem Maß zu beginnen und darauf zu achten, dass der Schlag der klassischste und am besten ausgeführte ist, ohne sich Gedanken über den Moment zu machen, in dem er stark ist, da das Wichtigste im ersten Phase ist es, sich um die korrekte Ausführung zu kümmern und die Figur, das Gleichgewicht zu beobachten; Der Hit wird mit der Zeit kommen, wenn Sie Form, Sicherheit und Vertrauen in Ihren Stil und Ihre Zähigkeit erlangen.

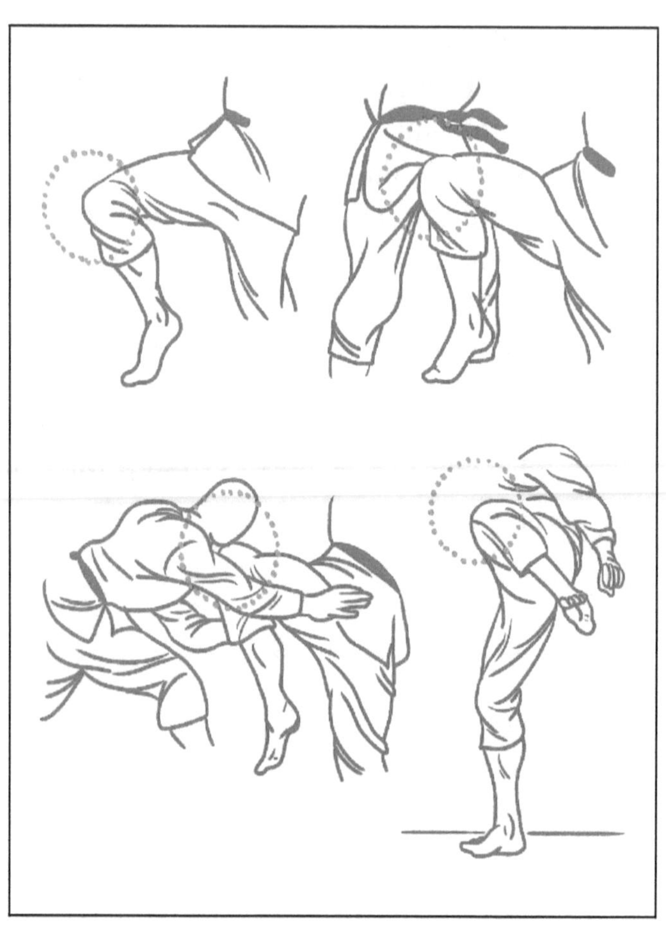

Wir werden in der oben erwähnten Grafik beobachten, dass der Schlag undeutlich mit einem der beiden Beine ausgeführt wird, dass der Aufprall durch Schlagen mit der Kante der Außenseite der Fußsohle erzielt wird, die einen schmerzhafteren Schlag erzeugt; Bei Kontakt mit dem Sack sollte der Fuß leicht gewölbt sein, um genau auf die vorgesehene Stelle zu treffen. Wenn dieser Schlag gut verdaut ist, werden wir ihn weiter studieren, ihn aber mit der Ferse anwenden. Dieser Start wird für unsere Leser bereits einfacher sein, aber es muss trotzdem viel Arbeit damit geleistet werden, um die erforderliche Genauigkeit zu erreichen.

Wenn Sie der Meinung sind, dass Sie diesen Schlag gut gelernt haben, werden wir ihn weiter üben, aber Kontakt mit der Basis der Zehen aufnehmen, um die korrekte Ausführung zu gewährleisten und sich nicht zu verletzen.

Mit dem oben Gesagten beenden wir diese Besetzung, indem wir sie barfuß anwenden. Bei Schuhen wird es auch verwendet, indem der Aktionsradius durch Schlagen mit dem Zeh und der Kante der Sohle, die die Innenseite des Fußes bedeckt, erweitert wird. In späteren Kapiteln werden wir ihre Breite überprüfen.

Abschließend möchte ich festhalten, dass dieser Schlag mit einer Kette nachfolgender Schläge kombiniert werden muss, die einen vollständigen und verheerenden Angriff abschließen.

Denken Sie daran, dass Ausdauer und lange Trainingsstunden das einzige sind, was Ihnen den Besitz dieser außergewöhnlichen Ressource ermöglicht, die ich für das wichtigste Karate-Set halte.

Karate Kniestreich

Innerhalb der Ressourcen des Karate gibt es den Schlag, der auf das Knie ausgeübt wird, was wie alle diese Sportarten äußerst gefährlich ist; Es erfordert viel Zähigkeit und Gewissenhaftigkeit zwischen den Geburten, um daraus etwas wirklich Nützliches als Verteidigungs- und Angriffselement zu machen.

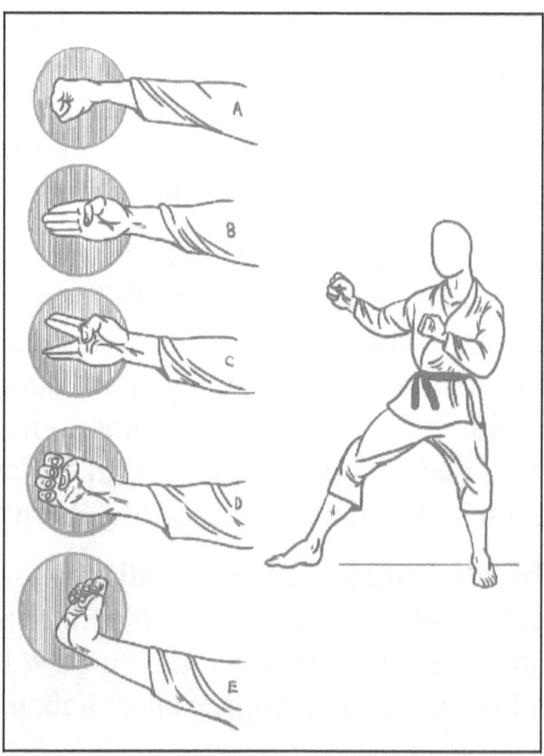

Um auf das Thema einzugehen, wollen wir uns die Grafik ansehen, in der der Satz dieses Kapitels dargestellt ist.

Das Knie wird genau mit der Kniekante verschwendet und ist immer auf besonders gefährdete Stellen gerichtet. Beide Knie können benutzt werden.

Der Putsch selbst ist recht einfach, seine Ausführung rudimentär; In Wirklichkeit ist kein großer Klassizismus erforderlich, aber eine Quelle der Geschwindigkeit, Elastizität, Stärke und des Ziels ist erforderlich, um immer das zuvor festgelegte Ziel zu treffen, natürlich ohne Telegraphenbewegungen, die den Gegner auf der Hut halten. Dieser Teil ist von grundlegender Bedeutung, da das Knie ein überraschender und verschlagener Schlag sein sollte.

Sein Training ist gegen den Sack oder Makiwara, und wie in allen Fällen werden wir beginnen, es vor dem Spiegel zu üben, um seine genaue Flugbahn, die erreichbare Höhe sowie seine Entfernung zu verstehen, um den Schlag messen zu lassen und senden Sie es immer mit der Gewissheit, dass es das Ziel treffen wird.

Dieser Schlag wird in Nahkämpfen auf dem Gebiet eingesetzt, das im Boxen als "Short Fighting" bekannt ist. Meine Empfehlung für den Erfolg dieser Besetzung ist, sie mit Schattenübungen vorzubereiten, das Knie kräftig anzuheben und darauf zu achten, dass das Gewicht Ihres Körpers auf dem anderen Bein gut ausbalanciert ist, um nicht einmal ein Jota Gleichgewicht zu verlieren, da dies passiert wäre der Start kontraproduktiv; Lassen Sie uns daher diesen wichtigen Aspekt in unseren Schattenübungen im Auge behalten, der weiter abgerundet wird, wenn er vor dem Spiegel ausgeführt wird, in dem wir unsere eigenen Richter sein können, und prüfen, ob wir eine mögliche Lücke lassen, durch die das Gegenteil filtern kann, oder wenn unsere schlechte oder unzureichende Position es ihnen ermöglicht, gegen uns zu arbeiten.

Um dies zu vermeiden, schlage ich Folgendes vor: Sie scheinen fest auf den Fußsohlen zu ruhen, beugen Sie die Knie leicht nach vorne und heben Sie sie so hoch wie möglich.

Die zweite Übung besteht darin, das Knie so weit wie möglich nach vorne zu werfen. Wenn wir diese Übungen kombinieren, messen wir unsere Zielentfernung.

Nach diesen Vorbereitungen werden wir den Schlag gegen den Sack weiter trainieren und versuchen, Kraft zu gewinnen, ohne das Ziel zu vernachlässigen, und es in Bruchteilen von Sekunden an seinen Ausgangspunkt zurückbringen, um mit perfekt kontrolliertem Gleichgewicht auf der Hut zu sein.

Karate bläst mit der Hand

Karate verfügt über ein umfangreiches Repertoire an Schlägen, die mit der Hand ausgeführt werden, wobei verschiedene Positionen verwendet werden. Die folgende Grafik zeigt fünf verschiedene Arten des Schlagens mit der Hand. Lassen Sie uns jede Zeichnung sorgfältig studieren, um perfekt zu erfassen, wie jede dieser außergewöhnlichen Ressourcen richtig eingesetzt wird.

Abbildung "A" zeigt die geschlossene Faust, ein Schlag, der allen als Boxen bekannt ist, aber im Karate kommt dieser Schlag aus der Schutzposition, die in der Zeichnung der kompletten Puppe erscheint, und erzielt seine Wirkung durch eine Korkenzieherbewegung, die nachgibt ein starker Impuls für den Schlag, der kraftvoll und verheerend ist.

Zu gegebener Zeit werden wir sowohl die richtige Form Ihres Trainings als auch die Mittel, um daraus größere Dividenden zu erzielen, detailliert beschreiben.

Abbildung "B" zeigt die Hand in einer Position, in der sie mit den Fingerspitzen angreifen kann. Um diesen Schlag anwenden zu können, müssen Hände und Finger gewissenhaft mit einer Reihe spezieller Schulungen gehärtet werden, die wir in späteren Kapiteln sehen werden. Dieser Schlag wird immer auf weiche, verletzliche Teile gerichtet sein. Wenn dieser Putsch gut etabliert ist, sind seine Ergebnisse radikal.

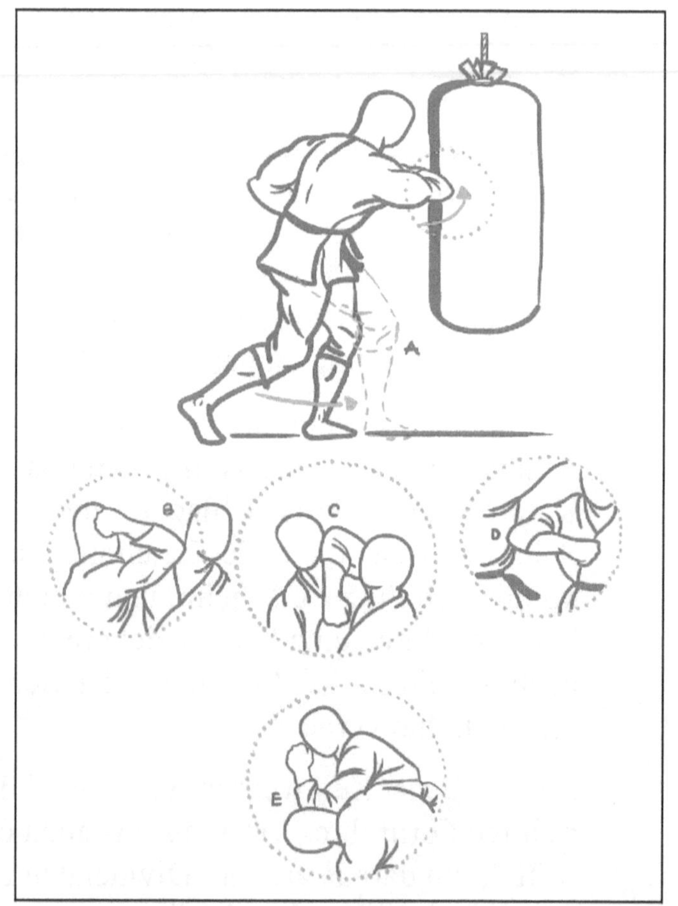

Die Figur, die mit dem Buchstaben "C" markiert erscheint, zeigt eine andere Art der Verwendung der Finger, indem sie wie angegeben in einer V-Form dargestellt werden. Für den Laien ist es schwierig, die Finger in dieser Position zu öffnen, da es notwendig ist, diese Bewegung viele Male zu trainieren, um die notwendige Leichtigkeit zu erreichen und dies als Reflex zu tun. Dieser Schlag ist gefährlich, da er immer auf die Augen des Gegners gerichtet ist.

Es kann und sollte nicht im Fitnessstudio geübt werden, höchstens im Schatten, wenn man genau weiß, wo es landen wird, aber das war's.

Wenn Sie diese Ressource nutzen, liegt dies daran, dass Ihr Leben in Gefahr ist, da es sich um einen der geheimen Schläge des Karate handelt, vielleicht den blutigsten, für den ich meinen Lesern äußerste Vorsicht bei der Ausübung und anschließenden Verwendung empfehle.

Ich bestehe darauf, es wird nur in extremen Fällen verwendet. Sprechen Sie über die Position von "Clenched Fist": Öffnen Sie Ihre Hand schnell, damit sich Ihre Finger beim Öffnen in der V-Position befinden. Mach es hunderte Male, bis es reibungslos läuft.

Die mit dem Buchstaben "D" gekennzeichnete
Figur zeigt eine Hand mit einer halb
geschlossenen Faust; der Schlag wird bei dieser
Gelegenheit von den Knöcheln des zweiten
Fingergelenks ausgeführt; Studieren Sie genau
den Ort, an dem die Wirkung angewendet wird,
sobald wir sie theoretisch aufgenommen haben,
und lernen Sie sie in der Praxis kennen.

Diese Ressource ist ein weiterer starker Schlag,
der in schwachen Teilen auftritt und verheerende
Folgen hat.

Natürlich müssen Sie die Orte kennen, an denen
die größte Wirkung erzielt wird, und den idealen
Weg, um bessere Ergebnisse zu erzielen. Wie
bei der oben genannten Ressource muss in ihrer
Praxis vorsichtig vorgegangen und nur in Fällen
eingesetzt werden, in denen sie wirklich
unverzichtbar ist.

Schließlich haben wir die Abbildung mit dem
Buchstaben "E" markiert.

Darin wird die Art und Weise des Schlagens mit
der Basis der Handfläche dargestellt; Dieses
Wissen ist außergewöhnlich, nicht nur für
Angriffe, sondern auch für Blockierungen und
Verteidigung, da es leicht verständlich
anzuwenden ist. Dieser Schlag wird immer auf
zuvor bekannte Stellen gerichtet, an denen sein
Aufprall endgültig ist, oder um zu verhindern,
dass die Schläge des Gegners blockiert werden.

Kehren wir noch einmal zu der Figur des Buchstabens "B" zurück, die ich absichtlich als letzte verlassen habe, um den Leser darauf aufmerksam zu machen, dass aus dieser Position der Hand der dem Tajo bekannte Schlag kommt, den ich in einem speziellen Kapitel ausführlich erläutere. Dieser Strich ergänzt die Reihe von Ressourcen zum Schlagen mit der Hand.

Nachdem wir dieses radikale Wissen über Angriff und Selbstverteidigung theoretisch gekannt haben, werden wir sie richtig trainieren, damit sie zu natürlichen Reflexen werden und so einfach verwendet werden können, wie ein erfahrener Fahrer die Geschwindigkeit seines Autos ändert. Dazu müssen wir zuerst die Hand, die Finger und die Handgelenke härter machen; Lernen Sie dann, die Finger in die angegebenen Positionen zu bringen, und tun Sie dies schnell als normale Bewegung derselben.

In dem Kapitel über die Vorbereitung der Hände erkläre ich ausführlich die speziellen Übungen, die darauf abzielen, Ihre Hände auf dieses Training vorzubereiten, bei dem Hände und Finger angemessen reagieren müssen. Versuchen Sie nicht, die Vorbereitung von Ihren Händen zu lassen, es wäre kontraproduktiv.

Es gibt Menschen, die von Geburt an starke
Hände haben, aber ihre Stärke ist für diese
Auswirkungen nicht ausreichend. Daher sollten
alle meine Leser ohne Entschuldigung oder
Vorwand richtig trainieren, bevor sie vollständig
in die Praxis dieses Wissens einsteigen.

Karate schlägt mit dem Ellbogen

Im echten Karate werden die Ellbogen auch zum
Schlagen verwendet; Deshalb werde ich heute
meine Leser in das Wissen über eine neue
Ressource einweihen, in der die Ellbogen
verwendet werden, wie bereits erwähnt; Dieser
Schlag ist sehr kraftvoll, er trägt das Gewicht
desjenigen, der ihn gibt, und seine Ergebnisse
sind wie alle Karate-Schläge verheerend.

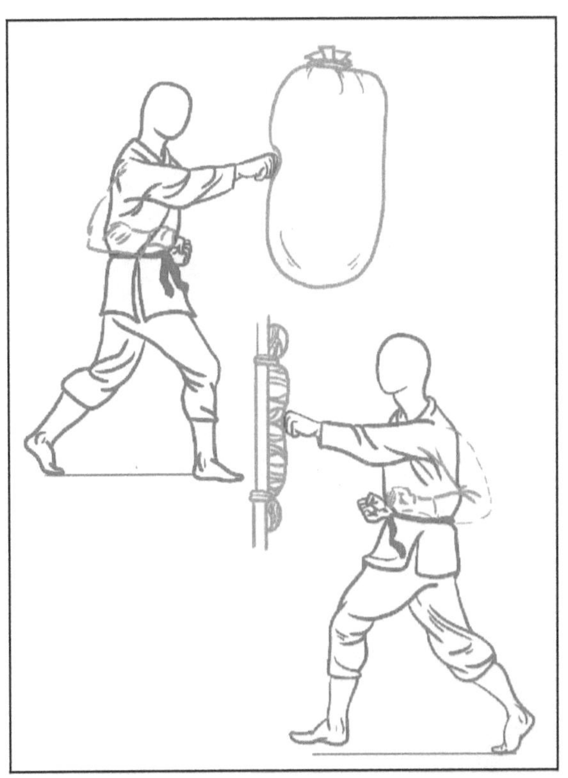

In den Abbildungen des Diagramms sind Zeichnungen einiger seiner Anwendungs- und Schulungsformen enthalten. Lassen Sie uns sie sorgfältig studieren und in die Praxis umsetzen.

Das klassische Training von Karate-Schlägen wird gegen ein Makiwara durchgeführt, ein Brett, das mit weichen, festen und robusten Materialien ausgekleidet ist. Ich empfehle jedoch, etwas von diesem Klassizismus abzuweichen und gegen einen Sack zu trainieren, wie er von Boxern während ihres Trainings verwendet wird. Da es den Vorteil gegenüber dem Makiwara hat, ist es völlig passiv.

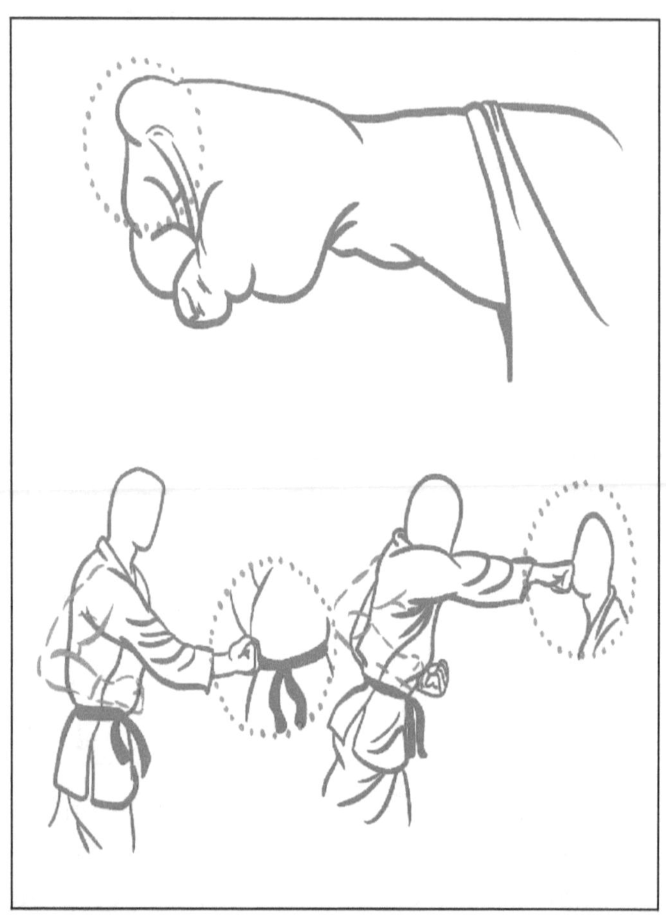

Aber schließlich, wenn dies dem Leser besser erscheint, können Sie es verwenden; Sein bekannter Zweck ist es, zu härten, zu zielen, zu schlagen und Bewegungen zu perfektionieren.

Beginnen wir also entweder mit dem Sack oder dem Makiwara mit dem formellen Schlagtraining.

Die ersten Sitzungen sollten extrem leicht sein, ohne gründlich verwendet zu werden, um mögliche Verletzungen zu vermeiden. Wenn die Aushärtung erreicht ist, nimmt die Kraft der Schläge nicht vorher zu. Denken Sie daran, dass in der langsamen Assimilation Erfolg ist.

Der Schlag mit dem Ellbogen wird in kurzen Nahkampfkämpfen eingesetzt; seine Auswirkungen richten sich gegen zuvor identifizierte und geschulte Orte; Unnötig zu erwähnen, dass der Leser mit äußerst schmerzhaften Schlägen zu tun hat.

Stellen Sie sich für Ihr formelles Training in der Entfernung vor den Sack, in der Ihr Ellbogen Kontakt aufnehmen muss, und Sie müssen perfekt stehen und Ihr Körpergewicht ausgleichen, um nicht einmal ein Jota Gleichgewicht zu verlieren. Wenn Sie schlagen, geben Sie ihm mehr Kraft mit der Taillenfeder, tragen Sie das Gewicht des Körpers und tragen Sie ihn mit dem Ellbogen. Beim Aufprall kehrt es sofort an seinen Ausgangspunkt zurück.

Verschlingen Sie nicht beim Schlagen und verlieren Sie das Gleichgewicht oder die Distanz. Üben Sie den Aufprall des Ellbogens ausgehend von verschiedenen Abflugwinkeln, indem Sie entweder die Faust in horizontaler oder diagonaler Position nach oben legen, die Faust nach unten richten und immer nach einem besseren Ziel und größerer Konsistenz suchen.

Um effektiv zu sein, müssen wir die täglichen Feinabstimmungsdetails üben, ohne das Geringste zu übersehen.

Karate-Schlag mit der Faust

Im Karate gibt es einen Schlag, der mit einer geschlossenen Faust ausgeführt wird, sagen wir gleich den Schlägen des Boxens, im Gegensatz zu unserem hat er stärkere Wirkungen; Dafür wird die Faust der Hand mit perfekt geschlossenen Fingern verwendet, die durch den Daumen, der über den Zeige- und Mittelfinger geht, für eine größere Konsistenz abgeschlossen werden.

Schauen Sie sich den richtigen Weg zum Schließen der Hand genau an, wie in der folgenden Grafik dargestellt, und fahren Sie mit dem Training dieses Schlags fort, der nach den Kanonen des Karate gegen einen Makiwara geübt werden sollte, aber ich habe diesen Aspekt modernisiert, indem ich die Verwendung empfohlen habe einer Box-Trainingstasche. Nun, an dem einen oder anderen Ort ist es das Grundlegende, es gründlich zu üben, bis es perfekt gemacht ist.

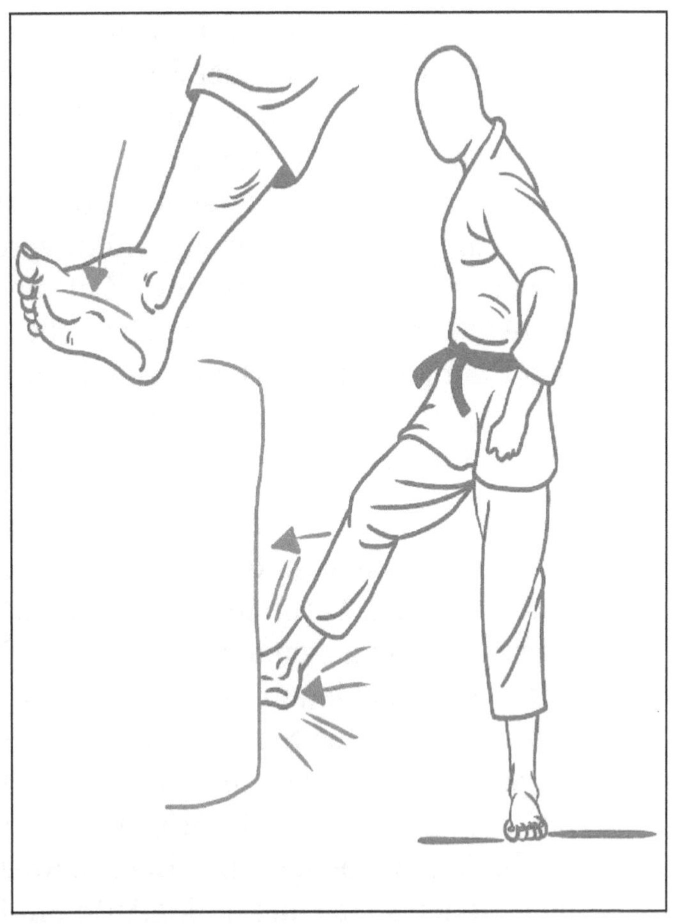

Lassen Sie uns zu Ihrem Verständnis die Grafik
studieren, in der zwei Figuren erscheinen, die
den Schlag trainieren. In der einen ist der Sack
zu sehen, in der anderen ist der Schlag gegen
eine Makiwara. Dies ist ein dickes Brett, das fest
am Boden befestigt ist und in dem Teil, in dem
Sie trainieren, mit Material ausgekleidet ist, das
henequen oder eine ähnliche Faser sein kann,
und dann mit klebenden Stoffbinden
ausgekleidet wird, um ihm Körper zu verleihen.

Zurück zu dem Punkt, der uns interessiert, kommt der Schlag aus der Schutzposition, dh auf der Höhe seines Gürtels zeigt die Hand mit dem Daumen nach oben; Um die Faust zu schlagen, wird sie nach vorne gebracht, wobei eine Korkenzieherbewegung ausgeführt wird, so dass die Faust nach Erreichen ihres Ziels und Kontaktaufnahme nach unten gedreht wird und den Daumen auf den Boden zeigt. Diese Korkenzieherbewegung ist unerlässlich, denn genau dort befindet sich der Schlagpunkt.

Um die genaue Platzierung und Bewegung des Arms zu bestimmen, trainieren Sie zuerst vor einem Spiegel. Wenn dieser Schlag gut verläuft, führen Sie ihn gegen den Kontakt des Sacks aus und achten Sie darauf, dass der Schlag jedes Mal stärker ist. Achten Sie dabei gut auf die ersten Tage. Um Ihre Hände nicht zu verletzen, ist es ratsam, sie nach der von Boxern verwendeten Technik zu verbinden. Die Beine sollten fest auf dem Boden sitzen, damit der Aufprall fester und sicherer ist.

Mit der vorherigen Übung werden die Hände zu hart und sie verlieren die Fähigkeit zur manuellen Arbeit; Wenn der Leser bei seinen normalen Aktivitäten mit ihnen arbeitet, sollte er daher darauf achten, sie nicht mit den Praktiken zu verkümmern, auf die ich mich bezogen habe.

Führen Sie nach jeder Sitzung mit ungefähr fünfzig Schlägen pro Hand gegen den Sack das Training im Schatten durch, ohne dass der Feind vor Ihnen die Figur korrigiert, um Ihre Bewegungen sauberer und eleganter zu gestalten.

Zum besseren Verständnis werden wir die Regeln detailliert beschreiben: Erstens die Platzierung der Beine vor dem Sack, fest auf dem Boden sitzend, die Knie leicht gebeugt, um die Feder von den Oberschenkeln zu ziehen, die Taille so locker wie möglich, um die Feder von zu erhalten sie und nehmen den Treffer schneller; Das Gewicht des Körpers sollte bei jedem Schlag intelligent losgelassen werden, um ihm kraftvolle Kraft zu verleihen. Achten Sie jedoch darauf, das Gleichgewicht nicht zu verlieren. Ein Katarista muss ein Experte sein, wenn es darum geht, nicht wie ein kämpfender Bulle zu gehen.

Der Kopf muss mit dem Kinn eingeklemmt sein und gegen die Brust gedrückt werden, um es nicht als Ziel anzubieten. Die Männer locker, die Faust fest geschlossen, aber nicht zu fest, um nicht müde zu werden.

Durch festes Schließen der Faust werden die Muskeln gestrafft, die Beweglichkeit beeinträchtigt und die Schlagkraft geschwächt.

Diese Details scheinen unbedeutend zu sein, aber sie sind von zentraler Bedeutung, für die wir sie sorgfältig überwachen müssen, um nicht in Laster zu geraten, die spätere Praktiken nachteilig beeinflussen könnten.

Erinnern wir uns jetzt an die Korkenzieherbewegung, die, wie ich bestehe, perfekt für uns sein muss. Dazu kehren wir zum Spiegel zurück und beobachten in Zeitlupe genau, wie diese Drehung erfolgt. Diese Bewegung der Wirbelsäule muss sorgfältig ausgearbeitet werden.

Um die Hand vor Schlägen zu schützen, führt der Leser die in der Grafik dargestellten Schattenübungen aus, die die Spannung lösen und dazu dienen, den Block für Schläge dieses Typs zu erstellen. Ich empfehle meinen Lesern, mein Buch über das Boxen zu studieren, da es die verschiedenen Formen des Blockierens von Boxschlägen ausführlich erklärt. Dies wird ihnen helfen, die Technik des Blockierens besser zu verstehen. Im Moment konzentrieren wir uns darauf, Übungen mit einem Partner zu markieren, die Schläge, auf die wir uns bezogen haben, zu blockieren, sie mit einer geschlossenen Faust zu stoppen oder sie mit einem Schrägstrich nach außen und unten abzulenken. Dieses Training muss im gegenseitigen Einvernehmen durchgeführt werden, indem nur die Schläge ohne Auswirkungen markiert werden, da dies zu gegenseitigen Verletzungen führen würde, und wir versuchen zu lernen; deshalb mit äußerster Sorgfalt üben,

Wenn Sie den Schlag loslassen, zielen Sie auf die Stelle, an der Sie das Ziel treffen möchten, und stellen Sie sicher, dass es genau erreicht wird.

Dies ist das Ziel der intensiven Praxis, der sie sich unterziehen müssen.

Mit dem Fuß aufschlitzen

In diesem Kapitel werde ich eine weitere interessante Judo-Ressource vorstellen: den Fuß als Schnitt verwenden, um niederzuschlagen, zu schützen oder anzugreifen.

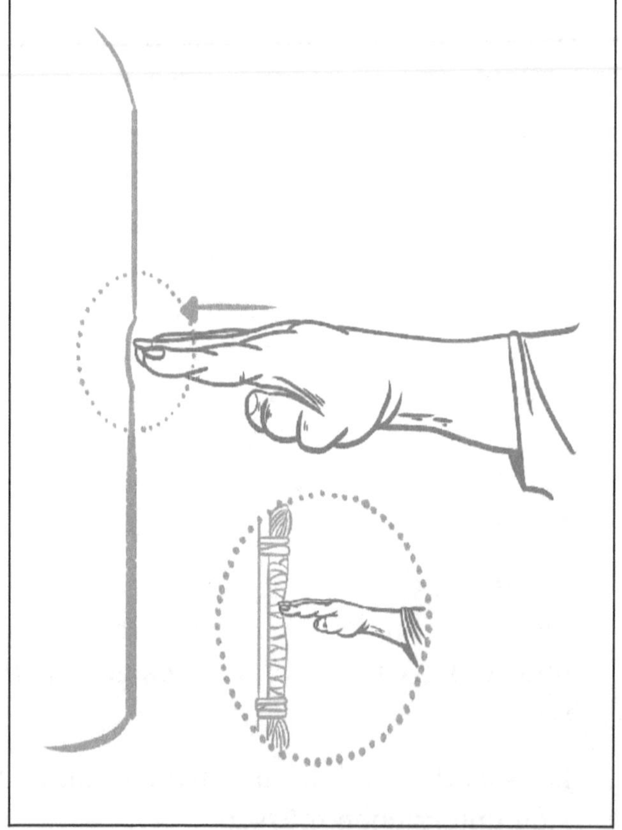

In der Grafik ist die genaue Stelle des Fußes dargestellt, an der der Schnitt angewendet wird, und die Form des Trainings dargestellt.

Um diese Ressource absolut zu beherrschen,
benötigen wir eine lange Übung, die der zum
Trainieren des Schnitts mit der Hand
verwendeten ähnelt.

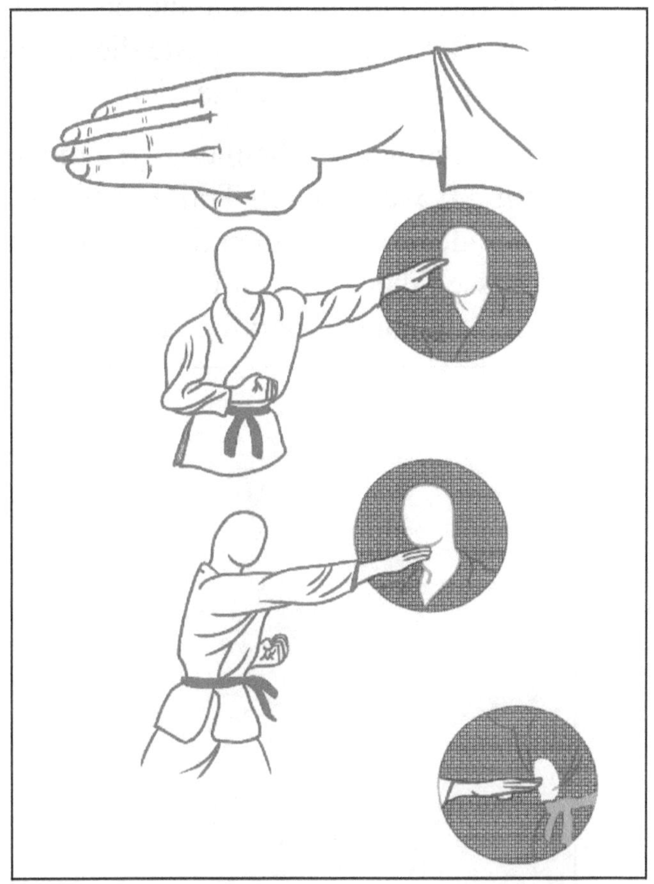

Daher muss sich der Antragsteller damit
abfinden, mindestens ein Jahr zu arbeiten, um
die genaue Anwendung des Schnitts mit dem
Fuß zu lernen.

Das erste, was Sie tun müssen, ist zu versuchen, den Fuß und den Knöchel zu stärken, indem Sie die folgende Übung ausführen: Stehen Sie aufmerksam, heben Sie Ihren Körper auf die Bälle Ihrer Füße und balancieren Sie ihn an dieser Stelle aus; Machen Sie diese Übung mindestens fünfzig Mal täglich.

Dann üben wir den Schlag gegen einen Sack, wie ihn Boxer in ihren Trainingseinheiten verwenden, und nehmen die ersten Schläge mit Tennisschuhen, um den Fuß auf Stöße vorzubereiten und daran zu gewöhnen.

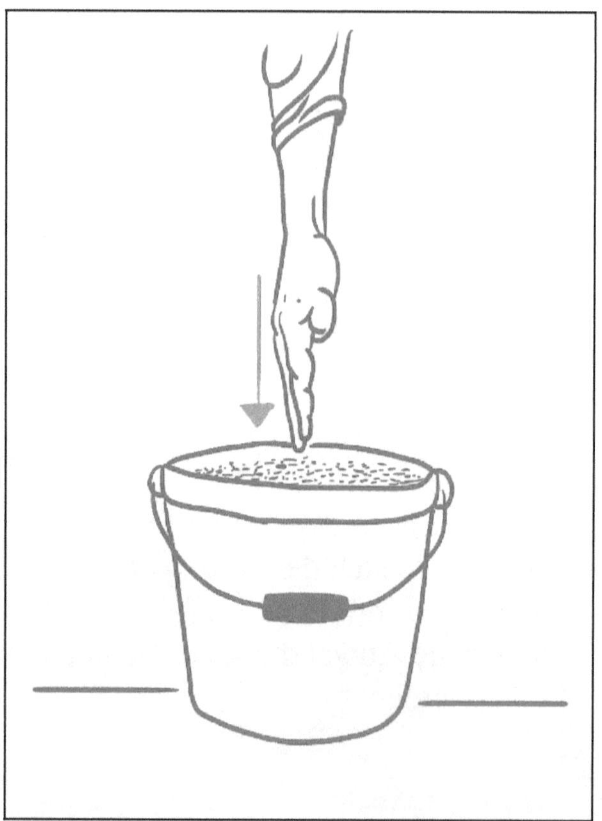

Wenn Sie sich in dieser Hinsicht stark fühlen, wird das Training barfuß sein. Die richtige Art, diesen Schlag auszuführen, ist gleichzeitig schnell, genau, kraftvoll und wird mit einem starken Druck fortgesetzt, bei dem das gesamte Körpergewicht getragen wird, um den Übungsbeutel zu bewegen, so dass er beim Aufbringen gegen ihn ausgeführt wird Der Begleiter kann leicht niedergeschlagen werden, unabhängig von seinem Gewicht oder seiner Größe.

Wie in der Grafik angegeben, sollte der Sack mit einem Fuß geschlagen werden und das Gleichgewicht aufrechterhalten, wobei die Hübe abwechseln, bis gleichzeitig der Schrägstrich und die Gleichgewichtskontrolle beherrscht werden.

Verringern oder vergrößern Sie die Höhe des Sacks, um die Schläge in verschiedenen Höhen zu üben, und lösen Sie den Aufprall aus verschiedenen Winkeln, immer sehr schnell, und bringen Sie den Fuß sofort wieder an seinen Platz zurück.

Ich wiederhole, der Schlag muss sehr schnell, trocken und stark sein, gefolgt von einem Stoß, der darauf achtet, das Gleichgewicht zu halten und den Fuß schnell an seinen Abfahrtsort zurückzubringen. das alles in Sekundenbruchteilen.

Ich lege besonderen Wert darauf, um jeden Preis
das Gleichgewicht zu halten, da ein guter Schuss
nutzlos ist, wenn Sie auch nur vorübergehend
das Lot verlieren, das wir während der Gefechte
aufrechterhalten müssen. Versuchen Sie es oben
Hunderte Male. Stellen Sie sicher, dass Ihre
Augen Ihre Absichten nicht anders anzeigen. Die
Praxis wird Sie lehren, vor der Hinrichtung die
Bewegung zu kennen, die das Gegenteil plant,
dies kann im Aussehen erraten werden, in der
Art, vor Ihnen zu stehen, daher empfehle ich,
diese kleinen, gleichzeitig großen Details zu
studieren , die die Basis für den Erfolg im Karate
sind.

Die Beherrschung des Schlags mit dem Fuß ist
von größter Bedeutung, wie wir später sehen
werden, wenn wir Sets abschließen, die die
Verwendung dieser Ressource erfordern. Daher
ist es notwendig, es gründlich zu lernen.

Karate-Schlag mit den Fingerspitzen der Hand

Eine großartige Ressource dieses Sports ist es,
mit den Fingerspitzen der Hände einen scharfen
und lokalisierten Schlag auf eine gefährdete
Stelle auszuführen.

Studieren Sie sorgfältig die Grafik, in der eine
Hand auf einem Makiwara und gegen einen Sack
trainiert. Dieses Training kann undeutlich gegen
das eine oder andere durchgeführt werden, das
Interessante ist, es gut zu machen.

Die Klassiker raten zu den ersten
Trainingseinheiten, indem sie mit den
Fingerspitzen in einen Behälter mit Linsen,
Sägemehl usw. stecken.

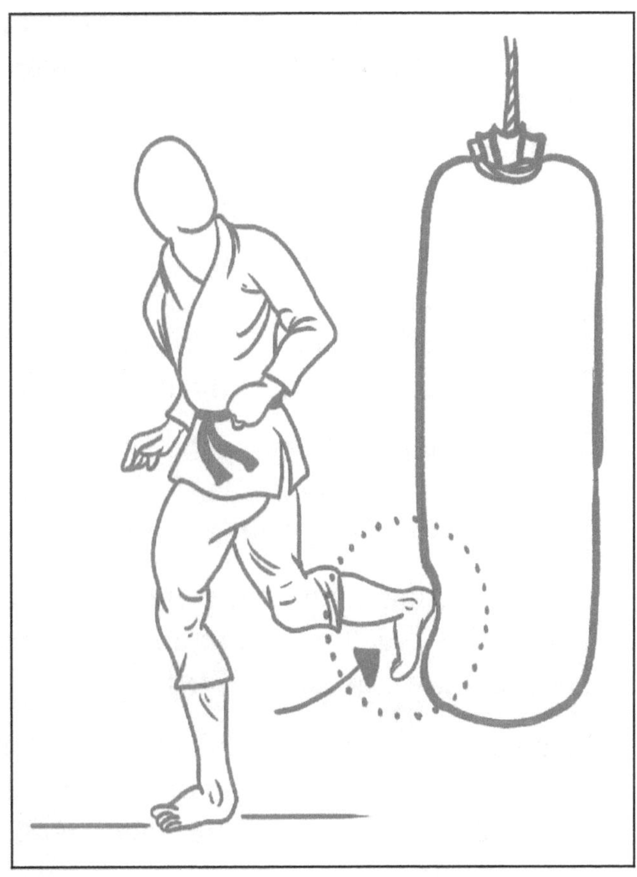

Welches bewegt sich zu den Seiten, so dass Ihre
Hand zwischen ihnen gleiten kann.

Ich empfehle diese Übung gegen den Sack, zuerst mit wenig Kraft, kaum berührend, um den Kraftstoß zu erhöhen, wenn Ihre Finger hart werden und den Stößen standhalten; Wenn Ihre Hand bei den Schlägen hart geworden ist, werden Sie feststellen, dass Ihre Finger stärker und widerstandsfähiger sind und Ihre Schläge immer genauer werden.

In diesem Moment werden wir beginnen, nach Zielen zu suchen und die Schläge mit der Genauigkeit des Vermessers auf die Punkte zu lenken, an denen sie treffen sollten. Solche Punkte sind in der folgenden Grafik dargestellt.

Wie Sie sehen können, geht es um die Augen, die Nuss des Rachens, den Hals im Allgemeinen sowie die weichen Teile des Bauches.

Dieser Schlag ist brutal, wenn er gut gemacht wird; Die Ergebnisse sind überwältigend, je nachdem, wo es das Ziel trifft.

Daher empfehle ich Vorsicht für Ihr Training, und Ihre Praxis gegen einen Partner sollte genau beobachtet werden, um Verletzungen zu vermeiden.

Kurz gesagt, die Übung dieses Schlags sollte
genauso erfolgen wie die, die ich zum Erlernen
des Korkenzieherschlags mit geschlossener
Faust angegeben habe, da in diesem Fall keine
Möglichkeit besteht, die Hand zu verletzen,
obwohl der Schlag mögliche Verletzungen der
Finger fördert. die von einer einfachen Drehung
bis zu einer Fraktur reichen kann; Deshalb
bestehe ich darauf, die Dinge ruhig zu nehmen,
vorher die Hand mit Handvorbereitungsübungen
zu härten und dann allmählich das Training
gegen etwas Hartes zu nehmen.

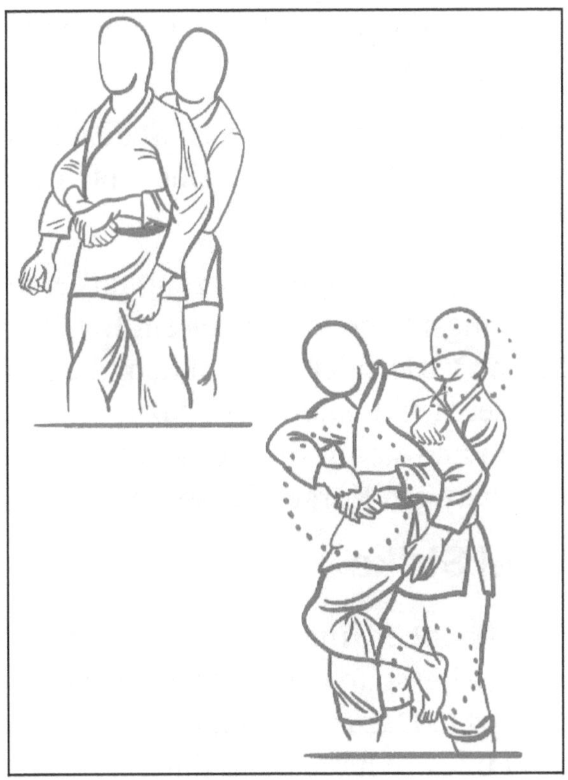

Das Erreichen dieses Schlags dauert lange, mindestens ein Jahr, daher muss der Leser viel Geduld aufbringen und langsam, aber ohne Pause arbeiten, um seine Hände, Finger und Handgelenke zu verhärten, um dies in seinem Repertoire an Schlägen zählen zu können effektives Wissen.

Wenn der beschriebene Schlag auf die Augen des Gegners gerichtet ist, sollten sich die Finger in einem V öffnen, zwei für jede Seite, kleiner Finger und Ringfinger zusammen zu einer Seite und der Mittelfinger mit dem Zeigefinger zur gegenüberliegenden Seite, um einen Buchstaben V zu bilden.

Wir müssen uns um diesen Schlag kümmern, da allein seine Ergebnisse seine Gefährlichkeit beweisen.

Die folgende Abbildung zeigt uns eine seltsame Trainingsmethode, bei der ein Behälter voller Linsen verwendet wird, in dem die Hand wie ein Messer steckt. Dies dient dazu, die Finger zu härten und sie für die Verwendung in dieser einzigartigen Karate-Ressource vorzubereiten.

Karate Heel Strike

Ich präsentiere meinen Lesern eine weitere Karate-Ressource, die darin besteht, die Ferse zu benutzen. Dazu ist es auch notwendig, den Teil des Fußes zu härten und ihn auf schwere Schläge vorzubereiten.

In der Grafik stelle ich den Weg vor, um diesen
Schlag zu trainieren, der gegen die Makiwara
ausgeführt werden kann, von der wir so viel
gesprochen haben, oder um die Trainingstasche
des Boxers zu verwenden. Beides hilft dem
Leser, Schlagkraft zu erzielen, seiner Ferse Kraft
und Härte zu verleihen, so dass sie stoisch
Stößen standhält und später als Waffe verwendet
werden kann.

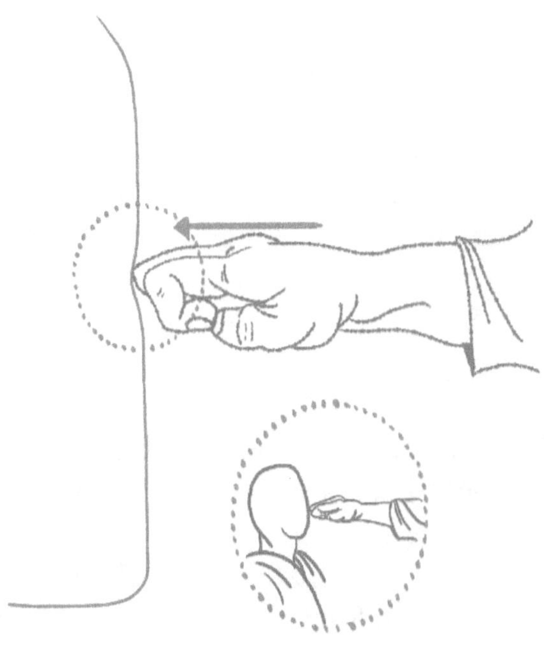

Dieser Schlag wird mit Kraft ausgeführt und trägt das gesamte Gewicht des Körpers mit sich; Es wird schnell ausgeführt, sucht das Ziel, ohne das Gleichgewicht zu verlieren oder aus dem Gleichgewicht zu geraten, und hebt sofort das Bein auf, um es an seinen Ausgangspunkt zu bringen. Dies alles muss in Sekundenbruchteilen erledigt werden.

Die Flugbahn des Schlags muss diagonal, studiert, elegant sein, ohne ihn mit einer vulgären Parade zu verwechseln, sondern als perfekt berechneter Schub, der, wie bereits erwähnt, eine große Kraft in seinem Aufprall und seinem genauen Ziel hat. Daher werden wir von diesem Moment an mit dem Üben beginnen, bis wir eine perfekte Beherrschung dieses Schlaganfalls erreichen.

Lieber Leser, sei dein eigener und anspruchsvollster Richter, beobachte fleißig deine Bewegungen, zuerst vor einem Spiegel, dann im Schatten und schlage schließlich grob auf den Sack. Wenn Sie der Meinung sind, dass Sie diesen Schlag bereits hundertprozentig gelernt haben, können wir das Kapitel nicht vorher durchgehen, da es schädlich wäre.

Denken Sie daran, dass das Ausführen eines Karate-Schlags, der schlecht gemacht oder schlecht gelernt wurde, so viel bedeutet, als würde man es nicht wissen.

Jetzt werden wir das Vorwissen auf praktische Weise nutzen und es als Mittel verwenden, um aus dem Griff herauszukommen, mit dem die Grafik dargestellt wird, in der es, wie der Leser erkennen kann, als offener Sesam dient, um den Griff zu lösen.

Lassen Sie uns die Zeichnungen in der oben genannten Grafik sorgfältig studieren und zur Trainingsmatte gehen, um den Gegengriff und seinen Ausgang zu üben. Dabei werden zwei Karate-Schläge mit der Ferse auf das Knie des Angreifers ausgenutzt, mit denen er den Druck seiner Arme lockert In dem Moment, den wir durch eine Taillendrehung nutzen werden, zuerst nach vorne, dann scharf zur Seite, um uns so weit zu lockern oder halb zu lockern, dass wir mit dem Ellbogen grob das untere Maximum des Angreifers treffen, mit dem wir leicht aus seiner Umarmung herauskommen können .

Karate-Schlag mit den Fingergelenken

Karate hat eine wenig bekannte Ressource, aber wie alle diese Sportarten außergewöhnlich in seinen Ergebnissen.

Es ist ein Schlag, der mit der Kante der Phalangen mit der halbgeschlossenen Faust ausgeführt wird, wie in der nächsten Grafik gezeigt, in der die Art und Weise, wie dieser Teil der Hand verwendet wird, gezeichnet wird, um scharfe Schläge zu liefern, die in neuralgischen Punkten konzentriert sind schwach.

Nun, dieser Schlag erfordert aufgrund seiner Seltenheit noch adäquatere Studien, wenn Sie die Renditen erhalten möchten, für die sie entwickelt wurden.

Sein Training erfordert die gleichen empfohlenen Richtlinien für die oben genannten Schläge, dh seine Übung muss gegen die Makiwara oder gegen die Trainingstasche durchgeführt werden, was genau das ist, was ich empfehle.

Zu Beginn muss man lernen, die Hand zu präsentieren, indem man sie mit gebeugten Fingern schwer bewaffnet auf die Knöchel der Phalangen vor sich legt. Der Daumen wird über die Fingernägel gebeugt, um die richtige Haltung zu gewährleisten. Der Schlag erfolgt auf gerade Weise nach einer ähnlichen Form wie beim Boxen als Stoß oder rechtes Kreuz. sein Hauptziel ist es, gegen die Nasenbasis oder gegen die Zähne zu stoßen; Ihre Auswirkungen schwinden, da sie zerstören.

Ihr Training muss immer besser werden und Sie müssen immer größeren Stößen standhalten, wenn Sie feststellen, dass Ihre Hand diesen Trainingszug verhärtet und hält.

Dies ist kein verheerender Schlag wie der mit der geballten Faust, er wird verwendet, um Schwachstellen zu belästigen.

Da Sie es gut lernen müssen, empfehle ich, zuerst wie gewohnt vor einem Spiegel zu üben, dann mit Schattenübungen nach Leichtigkeit, Platzierung und Stil zu suchen, und schließlich empfehle ich, durch Schlagen zu trainieren, um diesbezüglich Schlagkraft zu erlangen. Ich muss klarstellen, dass der Schlag ein Geschenk der Natur ist, mit dem manche Menschen geboren werden, aber er kann durch ständige Schläge gegen den Sack erreicht werden.

Jetzt empfehle ich meinen Lesern, zu ihrem Trainingsplatz zu gehen und das Training dieses Schlaganfalls in die Praxis umzusetzen, bis sie es gut ausgeführt und perfekt an ihren Reichtum an neuem Wissen über unseren Sport angepasst haben.

Gib mir einen Hebel und einen Drehpunkt und ich werde die Welt bewegen

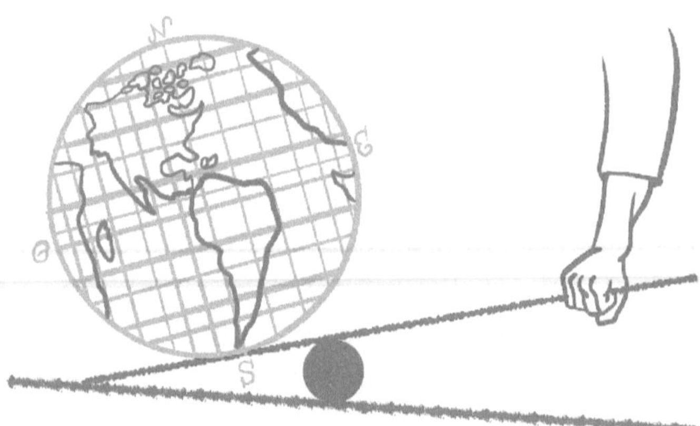

Steh auf, frühstücke, lerne oder gehe zur Arbeit, komm zurück und mache Griffe, Kniebeugen, Bizepsarbeit im Fitnessstudio; Sicherlich wiederholt er das jeden Tag, das heißt, um zu trainieren, richtig? Aber was würden Sie denken, wenn ich Ihnen sagen würde, dass der Grund, warum Fitnessstudios entworfen wurden, etwas völlig anderes ist als heute.

Um dieses Konzept besser auszudrücken, werden wir das Wort Fitnessstudio auflösen.

Vom griechischen Wort Gymnasium bedeutet ein Ort, um nackt zu gehen.

Man könnte sagen, dass es sich um einen Tempel handelt, in dem Menschen ihre Seele befreien oder finden, um zu wachsen.

Das Wort Gymnasium des antiken Griechenland
und beschreibt einen Ort des Sports, der Künste
und der Wissenschaft in der Antike, egal wie
bescheiden, der dazu beitragen kann, ihren
Körperbauanteil an der Bildung junger
Menschen auch in diesen Komplexen zu fördern,
die Themen umfassen, um beides zu üben der
Körper sowie der Unterricht in Musik,
Grammatik, Philosophie und Malerei.

Viele Turnhallen hatten eine Bibliothek,
tatsächlich ist sie normalerweise von großen
Gärten umgeben, in denen die Schüler den
Lehrern der Philosophen zuhörten.

Aber das Fitnessstudio war viel mehr als ein Ort,
an dem man Sport treiben konnte. Es war auch
ein Treffpunkt, um darüber zu sprechen, was
spirituell ist, und vor allem, um klüger zu
werden und viel Wissen zu erlangen, vielleicht
durch diesen Begriff aus dem alten
Griechenland. Kinder und Jungen folgten einer
Philosophie und kümmerten sich sehr um ihren
Körper.

Beschaffung einer wertvollen Hilfe für die
intellektuelle Bildung, wie sie heute nicht mehr
vorhanden sind.

Es war ein sehr wichtiger Teil des Alltags, da die
Menschen nicht nur durch Übungen, sondern
auch durch Lesen, Lernen, Komponieren und
Beobachten nach Reflexion suchten.

Offensichtlich sind dies andere Zeiten und dies hat sich sehr verändert ...

Die meisten Athleten im Fitnessstudio sind nur auf den physischen Raum und die Maschinen angewiesen, aus denen er besteht. Er beschränkt sich nur darauf, Anweisungen zu befolgen, die ein wenig Lernen und Werkzeuge erfordern, um ihren Körper als Menschen aufzubauen.

Es wurde eine Abteilung geschaffen, in der die Muskeln die Intellektuellen und die Intellektuellen die Muskeln kritisieren. wenn die Geschichte zeigt, dass derjenige, der Gewichte hebt, genauso fähig war wie derjenige, der Bücher durchblättert.

 Zum Beispiel Muskeln sehr gut, aber wenn Sie zum Beispiel feststellen, dass ich es überprüfe, können sie Ihnen helfen, Verletzungen beim Heben einer schweren Last in Ihrem täglichen Leben zu vermeiden oder die falschen Kräfte beim Training zu schützen, Kraft, um bessere Leistungen zu erbringen, stellen Sie sich vor In diesen Momenten wird Ihnen kein Intellektueller passieren, oder zum Beispiel ein Buch, das Ihnen sagt, was Sie richtig machen sollen.

Wie können Sie Ihren Körper ausnutzen?

Sie wissen, wie Sie diesen Ort nur mit ihrem aktuellen Wissen nutzen können, wenn Sie sich die Geschichte ansehen. Diese Leute, die in die Turnhallen gingen, haben sich nicht nur für den physischen Raum entschieden, sondern auch für das Wissen und die Anleitung der Lehrer.

Evolution; Ich bin so, als würden wir nicht mehr über Papyri schreiben. Aktuelle Fälle sind keine Lernzentren wie heute. Es ist schwer vorstellbar, dass in Fitnessstudios Platz für Dichter, Ärzte und Musiker ist. Wenn die Geschichte des Fitnessstudios so beginnen würde, wie würden Sie sich die Zukunft von Fitnessstudios vorstellen? ...

Aufgrund von Quarantänen oder Überzeugungen der Menschen sind die Fitnessstudios heute auf unbestimmte Zeit geschlossen. Wir wissen nicht, ob sie gleich sein werden ...

Vielleicht werden sie sich dank Eingabehologrammen, die nicht die Form haben, die die bereits bekannten Maschinen benötigen, weiterentwickeln und die Anzahl der Anwendungen verdreifachen.

Wie stellen Sie sich dann die Zukunft vor?

Im Haus möchte jeder ein Fitnessstudio einrichten und denkt, er sollte Maschinen, Matten usw. kaufen.

Wenn ein Fitnessstudio wirklich sowohl ein Sportort als auch ein Ort ist, an dem man spricht, liest, schreibt usw. Wenn Sie sich fragen, wie ein echtes Fitnessstudio aussieht, reicht es zu verstehen, dass diejenigen, die nur Musik komponieren oder zeichnen, und diejenigen, die mehrere Kilo heben, beide trainieren. Daher ist es nicht unmöglich, ein Dojo, einen Tempel oder weniger ein Fitnessstudio zu Hause zu platzieren

.

Unser Teil, lieber Leser, wird sein, dass wir das Konzept des echten Fitnessstudios am Leben erhalten und es nicht einfach eine Utopie ist, in einer Kultur zu arbeiten, die nicht nur in die Muskeln eindringt, sondern auch darüber nachdenkt, wie sie sich bewegt, sei es mit ihrer Körper das Wissen über den persönlichen Geschmack als eine Übung des Geistes und es ist in der Zeit seines Komplizenschaftsprozesses von uns aufgedeckt und wenn Ihre wichtige Leidenschaft für die wichtigste Maschine ist; unser Körper der wahre Tempel.

Wer sagt: "Ich habe keine Zeit ins Fitnessstudio zu gehen", sollte Zeit haben, sich umzusehen ...

Flying Kick (Authentisch)

Ich präsentiere den Lesern diese aufregende Ressource unseres Sports, die in der Zeichnung der nächsten Grafik dargestellt ist.

Seine Realisierung erfordert große Beweglichkeit, ständiges Training und Katzengeschwindigkeit.

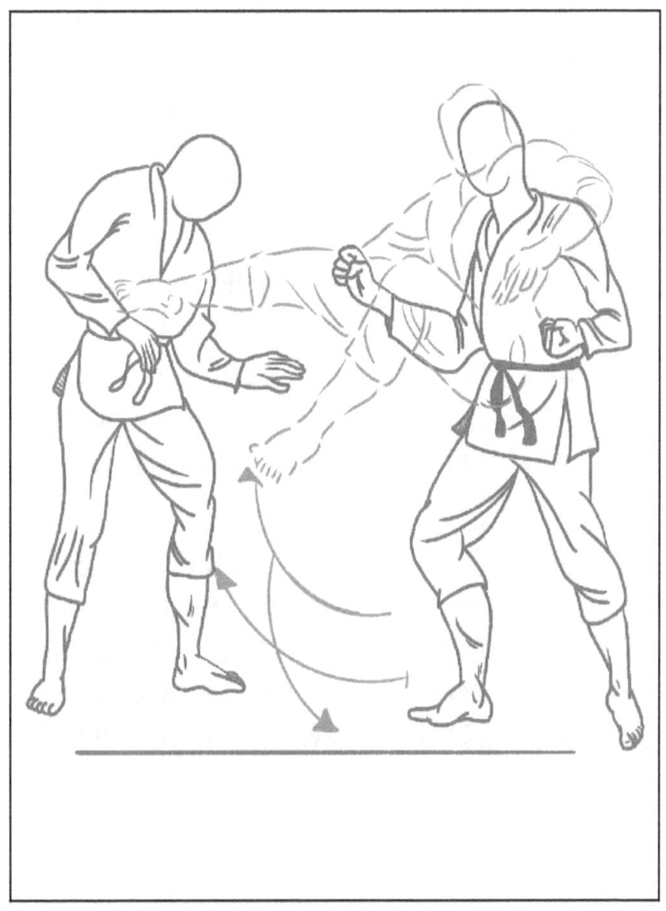

In rein sportlichen Spielen wird es verwendet, um dem Gefecht Farbe und Freude zu verleihen, insbesondere einigen völlig "unwirklichen".

Es ist nicht ratsam, es als persönliche Verteidigung oder in Straßenkämpfen einzusetzen, da seine Ergebnisse kontraproduktiv sein könnten.

Um den wahren fliegenden Tritt zu meistern, müssen Sie vor dem Sack gemäß den folgenden Richtlinien trainieren: Bewegen Sie das zu schlagende Bein leicht vor; Springen Sie so hoch wie möglich und werfen Sie den Tritt mit einer plötzlichen Bewegung, die genau von den Hüften ausgeht. Lehnen Sie Ihren Körper leicht zurück, treffen Sie das markierte Ziel und fallen Sie sofort auf Ihre Wache.

Es versteht sich von selbst, dass es als Känguru-Tritt bezeichnet werden kann, da es hauptsächlich einen Sprung macht, indem die Taille, der Fuß oder die Füße wie ein Ausfallschritt auf das Ziel gedrückt werden.

Der Versuch, genau an der Stelle zu fallen, die er beim Verlassen hatte; Ich dämpfte den Sturz mit einer leichten Beugung des Knies nach vorne und sprang den Sturz mit den Oberschenkeln, wodurch sein Gleichgewicht kontrolliert wurde und das Gleichgewicht in absoluter Kontrolle blieb.

Das Springen in die Höhe hilft dabei, diese Ressource zu beherrschen, die nicht einfach zu erreichen ist, da sie wie alle Karate-Bewegungen langes langwieriges Training erfordert, aber es lohnt sich, weil all der Schweiß und die Zeit, die im Fitnessstudio verbrannt werden es bedeutet Gesundheit, körperliches und geistiges Wohlbefinden sowie sportliche Verbesserung; Daher empfehle ich meinen Lesern, ab diesem Moment dieses Wissen zu erlernen, das sich so nützlich auszahlt.

Fangen wir an, vor dem Spiegel zu üben, dann üben wir alleine das Schattentraining, um den notwendigen Stil und die Geschwindigkeit zu erreichen. Von dort bis zum Training gegen den Sack, auf der Suche nach Ziel und Präzision, und erst wenn diese Ressource gut assimiliert ist, werden wir beginnen, sie gegen einen Partner beim Lernen von Scharmützeln zu üben.

Als letzte Empfehlung ist es, den Mund fest geschlossen zu halten. Gehen wir also sofort in unser Fitnessstudio und beginnen mit der entsprechenden Übung.

DIE GESAMTE UND RICHTIGE ANPASSUNG DER LANCES DER KAPITEL, DIE ALS NÄCHSTES KOMMEN, ERFORDERT VIEL Geduld.

Erinnere dich daran:

"Geduld ist die Mutter aller Wissenschaften."

Karate Strike Training

In der Grafik sind vier Karate-Schläge dargestellt, die gegen eine Box-Trainingstasche trainiert werden.

Karate-Klassiker machen dieses Training gegen einen Makiwara, aber ich finde mehr Vorteile im Sack, deshalb empfehle ich es, obwohl ich von den traditionellen Kanonen abweiche.

Die Hauptvorteile sind: dass der Sack Volumen, Gewicht, Mobilität, menschliche Form hat und dass es sich um ein Zubehör handelt, das leicht in Sportgeschäften gekauft werden kann.

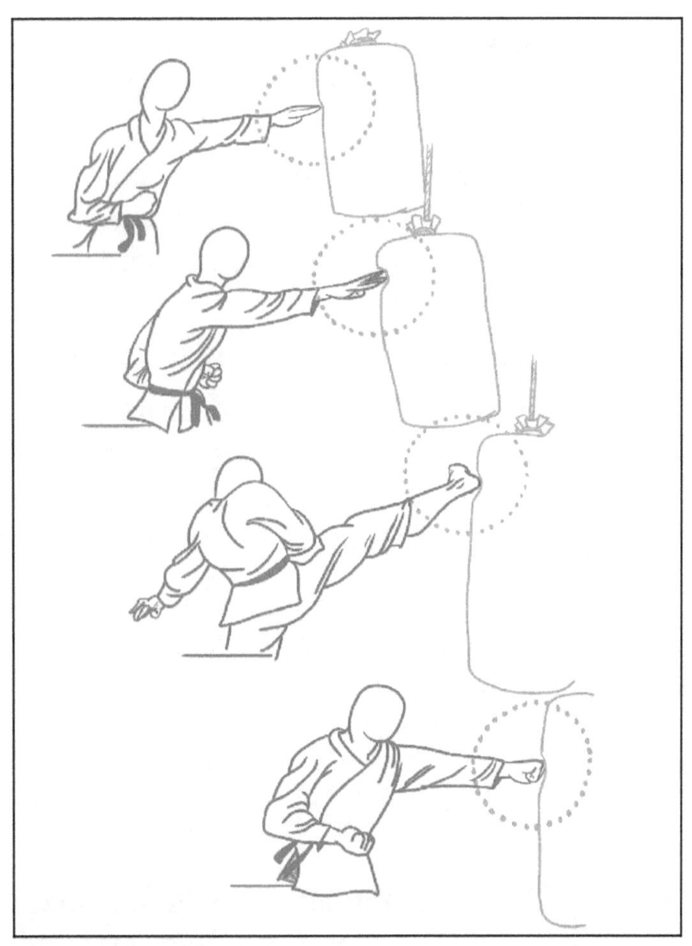

Nun, ob gegen das eine oder andere Accessoire, das Wichtigste ist, das Wissen, das ich in dieser kleinen Abhandlung ausführlich darlege, mit Kraft und Ausdauer zu trainieren.

In den ersten Trainingstagen sollten Sie leicht schlagen und nach Leichtigkeit, Ziel und Lösung suchen. Wenn sich ihre Finger, Hände und Füße daran gewöhnen und versteifen, wird das Schlagen härter, wodurch ihre Stöße fester werden und darauf geachtet wird, sich nicht zu verletzen.

Einige Aspiranten eilen in ihrer anfänglichen Unersättlichkeitslogik und erhalten dadurch Brüche, Versetzungen usw.; Aus diesem Grund empfehle ich dem Leser, langsam, aber ohne Pause zu arbeiten und nach und nach zu härten.

Denken wir daran, dass ein Karate-Experte mindestens fünf Jahre ständiges Training benötigt, um zu reifen.

Nach den vorherigen Empfehlungen stellen wir uns vor den Sack und beginnen mit unseren Übungen.

Die obere Abbildung zeigt den Schlag, der mit den Fingerspitzen ausgeführt wird und gegen die am stärksten gefährdeten Punkte des Gegners wie die Augen und den Solarplexus gerichtet ist, so dass das Training im Sack gegen Zeichnungen dieser gerichtet ist Orte, die wir darin gemacht haben, damit unser Training genau auf diese Punkte ausgerichtet ist.

Die zweite Figur von oben nach unten trägt die Augen des Gegners als Hinweis und weiß; Der Schlag wird mit geöffneten Mittel- und Ringfingern in "V" -Form ausgeführt.

Dieser Schlag ist aufgrund seiner enormen Rauheit endgültig. Es ist notwendig, ihn viel zu üben, um die Platzierung der Finger zu erleichtern, die mit einer einfachen Bewegung offen bleiben und genau den Buchstaben "V" bilden sollten, unterstützt von dem kleinen Finger, der an dem Finger haften bleibt Ring einerseits und den Index, der den Mittel- oder Mittelfinger stärkt; Der Schlag trägt die Eigenschaft eines Ausfallschritts, wobei die Bewegung, die beim Boxen auftritt, zu dem Schlag führt, der als rechtes Kreuz mit diesem Arm oder als Stoß mit dem linken Arm bekannt ist.

Ich empfehle, sehr auf Ihren Stil zu achten, damit dieser Schuss einwandfrei herauskommt, umsichtig in Ihrem Training ist und ständig vor dem Spiegel übt.

Nun werden wir den in der folgenden Zeichnung dargestellten Kick von oben nach unten trainieren. Es scheint in der klassischen sportlichen Art und Weise gezeichnet zu sein, diese Ressource zu nutzen, die auf den Solarplexus des Gegners abzielt. Natürlich gibt es verletzlichere Stellen wie die Hoden. Trainiere zuerst vor dem Spiegel, um zu lernen, wie man auf einem Bein steht. diesen ersten grundlegenden Aspekt erreicht, gehe gegen den Sack trainieren; Der Schlag muss eine Antriebskraft haben, die von den Hüften ausgeht.

Es ist kein gewöhnlicher Tritt, der durch Werfen des Fußes ausgeführt wird. Unsere Karate-Bewegung beginnt, wie bereits erwähnt, an der Hüfte, da dies den Aufprall Kraft verleiht. der Schlag muss in seiner Geschwindigkeit wie ein Blitz sein; Sobald es das Ziel trifft, kehrt es an seinen Abflugort zurück.

Dieser Wurf muss überraschend, zielgenau und außerordentlich schnell sein und beim Absturz 60% unseres Körpergewichts tragen, um dem Aufprall mehr Kraft zu verleihen.

Schließlich werden wir den Schlag untersuchen, der in der folgenden Abbildung dargestellt ist und mit geschlossener Faust ausgeführt wird, wobei die Knöchel gegen den Sack gedrückt werden. Dieser Schlag muss das Gesicht oder die Brust des Gegners treffen, Ziele, die auf den Sack gemalt werden müssen, um das Ziel während des Trainings zu erreichen.

Dieser verheerende Schlag verlässt die Schutzposition und platziert die Faust mehr oder weniger in der Taille. Von dort schießt sie durch Drehen des Arms nach vorne und beschreibt eine Korkenzieherbewegung nach innen, so dass, wenn sie ihr Ziel erreicht, die Handfläche zeigt nach unten; Die Schultermuskeln sollten entspannt sein. Handgelenk und Unterarm.

Ich wiederhole, die Faust zeigt an ihrem Abfahrtsort die Handfläche nach oben, während der Flugbahn bewegt sie den Korkenzieher, so dass die Handfläche beim Erreichen des Ziels nach unten zeigt. Drehen Sie mit dem Schlagimpuls Ihre Hüften und belasten Sie Ihren Arm mit 60% Ihres Gewichts. Um die Schlagkraft zu erhöhen, schlagen Sie mit den Fingerknöcheln des Zeige- und Mittelfingers und kehren Sie sofort in Ihre ursprüngliche Ausgangsposition zurück.

Beginnen Sie mit den vorherigen Erklärungen Ihre tägliche Übung und versuchen Sie jedes Mal, mit größerem Ziel, Präzision und Kraft zu schlagen.

Durch konsequentes Training erhalten Sie den unverzichtbaren Schlag, der empfohlen wird, Hände und Handgelenke in den ersten Monaten zu verbinden, um Luxationen zu vermeiden. Es ist auch praktisch, diesen Schlag vor dem Spiegel zu üben, um Ihre Position zu korrigieren, und nicht zu vergessen, ein ständiges Schattentraining durchzuführen, um Stil, Leichtigkeit, Gleichgewichtssinn, Distanz und Geschwindigkeit zu erlangen.

Schlösser

Eine sehr wichtige Phase ist das Lernen, Schläge
zu blockieren und sie mit Unterarmschlägen
abzulenken.

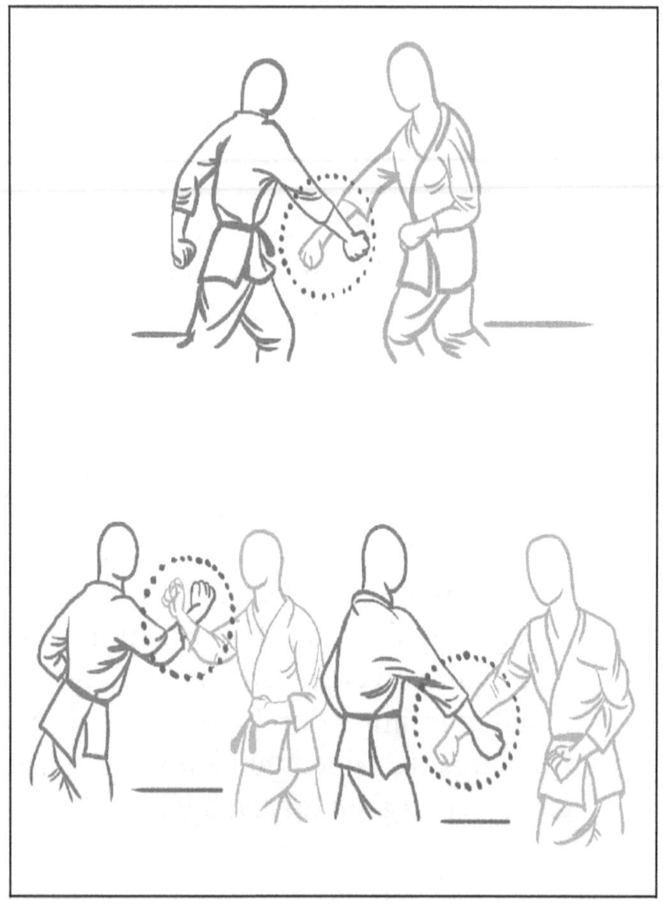

Diese Ressourcen sind in den Zeichnungen des Graphen dargestellt, die wir theoretisch im Detail untersuchen werden, wobei der Zweck leicht zu erkennen ist, nämlich direkte Schläge auf den Körper abzulenken, die blockiert werden, bevor sie ihr Ziel erreichen.

Dieses Training ist ziemlich rau, es schmerzt die Unterarme die ersten Male, aber seine ständige Übung schafft es, die Muskeln zu verhärten, wodurch das schmerzhafte Gefühl etwas nachlässt; es macht den Studenten Fakir sicher nicht.

Aber Sie verlieren die Angst vor Schmerzen, indem Sie eine gesunde Routine entwickeln, die Muskeln und Geist so stark härtet, dass die Schmerzen fast unbemerkt bleiben.

Nun, dann trainieren wir zuerst die Blockierungsbewegungen vor dem Spiegel, auf die immer eine Ablenkungsbewegung aus dem Schlag des Gegners folgt. Wenn diese Blöcke im Spiegel gut funktionieren, werden wir sie im Schatten trainieren und versuchen, die Bewegungen sehr schnell auszuführen. Von dort aus üben wir weiter gegen den Sack, um unsere Unterarme an Stöße zu gewöhnen, und schließlich wird das Training gegen einen Partner formell durchgeführt, wobei der Block oder die Blöcke, die standardmäßig ausgeführt werden sollen, zum ersten Mal getragen werden und in Bewegungen markiert werden In Zeitlupe der genaue Aufprallort und die Art und Weise, Kraft seitlich anzuwenden, um den Schlag durch Binden abzulenken, im Gegenteil mit dem kontinuierlichen Blockierschub, der sofort eine große Lücke im Schutz des Angreifer.

Wenn die genaue Blockierstelle gefunden wurde, beginnen wir mit dem Üben, um die Kraft, die Geschwindigkeit und die Stöße zu erhöhen.

Schließlich werden wir das Training mit der Rauheit durchführen, die erforderlich ist, um uns mit der Rauheit dieses schönen Sports vertraut zu machen.

Es ist zweckmäßig, dass sich bei dieser Art von Trainingspartnern unterschiedliche Größen, Gewichte, Reflexe usw. abwechseln, damit der Rohling vollständiger wird, da es nicht vorteilhaft ist, immer denselben Partner zu verwenden, da wir die Messung in wenigen Trainingseinheiten durchführen würden und fallen dadurch in eine Routine gleicher Reflexe; Darüber hinaus ist es ratsam, an den unterschiedlichsten Orten zu trainieren: flach, geneigt, rau, rutschig, nass usw., um unsere Reflexe daran zu gewöhnen, auf jedem Gelände und gegen jeden Gegner stark zu reagieren.

Setzen Sie mit den oben genannten Empfehlungen Ihr Training fort.

Karate-Platzierung und technische Bewegungen

Eines der grundlegenden Elemente eines jeden Sports ist es, intelligent gehen zu können. In unserem Kapitel ist es richtig, sich richtig zu bewegen. In diesem Kapitel wird daher die ideale Form der Positionierung und Bewegung untersucht, um einen verfeinerten Sportstil zu erreichen, der die wesentliche Entwicklung von Würfen, Schlägen, Blöcken usw. erleichtert Sie müssen einen Karate-Spieler perfekt kennen und beherrschen.

In der Grafik ist die Figur eines der Hauptaspekte dargestellt, der gut stehen soll, fest auf den Fußsohlen abgestützt sein soll und in einer ausgeglichenen Position arbeitet, wobei die Feder der Muskeln bereit ist zu arbeiten.

Sobald wir das oben Gesagte erreicht haben, lernen wir vor einem Spiegel, bewegen uns langsam und ändern die Position der Füße, wie durch die Zahlen und Pfeile angegeben. Der Abstand, der zwischen einem Bein und einem anderen liegen sollte, schwankt je nach Körpergröße, beträgt jedoch ungefähr sechzig Zentimeter, und sie sollten sich niemals verbinden, da dies dazu führen würde, dass sie das Gleichgewicht verlieren und stolpern. Die Muskeln werden leicht zusammengezogen, um Frühling zu haben. Die Bewegungen werden in den ersten Tagen harmonisch, koordiniert und langsam sein, um genau die richtige Position zu finden.

Sobald dies erreicht ist, werden wir versuchen, die Bewegungen immer schneller zu machen, so dass sie keine Anstrengungen beinhalten, die sich auf ihrem Weg normalisieren. Dieser letzte Punkt ist sehr wichtig, da ihre Bewegungen mit der Leichtigkeit eines Reflexes ohne ausgeführt werden müssen Denken Sie daran, es auszuführen.

Wenn das oben Gesagte erreicht ist, werden wir die Zahlen untersuchen, die die Grafik veranschaulichen, in der einige der taktischen Bewegungen des Karate erscheinen und dazu neigen, sich dem Ziel zu nähern, sich zurückzuziehen, Unterstützung für einen Schlag zu suchen usw.

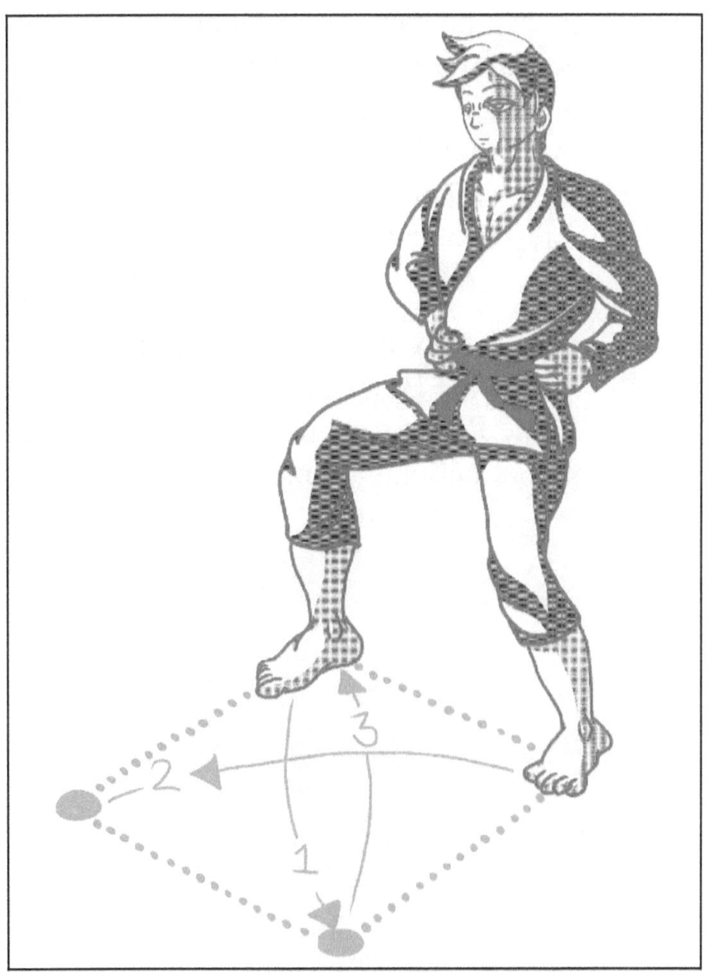

Bei all diesen Bewegungen ist es wichtig, das Gewicht Ihres Körpers von einem Bein auf das andere zu übertragen, ohne das Gleichgewicht zu verändern, das Ihr Gleichgewicht halten muss. Das Üben dieser Bewegungen sollte nicht nur auf ebenem und hartem Boden erfolgen, sondern auch auf jedem Boden, unabhängig von seiner Form, uneben, geschnitten, geneigt, uneben, schlammig, staubig usw., seit in Wir wissen nicht, unter welchen Bedingungen oder auf welchem Gelände sich der Leser mit seinem Wissen über Karate verteidigen muss. Deshalb müssen wir lernen, uns überall intelligent zu bewegen.

Nachdem wir vor dem Spiegel gearbeitet haben und seine Bewegungen normal aussehen und seine Reflexe schnell sind, werden wir Schattenübungen proben.

Beginnen Sie von der Startposition aus mit dem
Üben der Vorwärtsposition, indem Sie Ihr linkes
Bein über eine Distanz von ungefähr einem
Meter nach vorne bringen und dabei etwa die
Hälfte Ihres eigenen Gewichts tragen. Die Zehen
des vorderen Fußes zeigen etwas nach innen,
was für Stabilität sorgt. Ihr rechtes Bein trägt die
kontrahierten Muskeln. Es ist bereit, sich bei
Bedarf auch nach vorne zu bewegen. Halten Sie
Ihr Gleichgewicht perfekt verteilt. Die
Bewegung des vorderen Beins sollte fest, schnell
und entschlossen von Ihren Hüften ausgehen.
Ziehen Sie Ihr Bein nicht, werfen Sie es mit
großer Geschwindigkeit, denn darin liegt der
Unterschied in den Bewegungen, die unser Sport
hat.

Dein Körper wird bleiben; leicht zurück, um
kein Weiß zu präsentieren.

Wenn Sie die Vorwärtsbewegungen gut gelernt
haben, üben wir die Rückwärtsbewegung, die in
Bezug auf das Studium genau gleich ist, mit dem
Unterschied, dass dies auch bei Hüftbewegungen
erfolgt, jedoch rückwärts.

Lassen Sie uns diese Bewegung so oft wie nötig
vor dem Spiegel üben, damit sie als Richter
fungiert und diese Bewegungen kritisiert, ob sie
richtig herauskommen oder nicht.

Erinnern wir uns noch einmal daran, dass die Bewegungen der Beine mit schnellen Bewegungen ausgeführt werden, die von den Hüften ausgehen, und dass die Zehen zur besseren Unterstützung nach innen zeigen sollten.

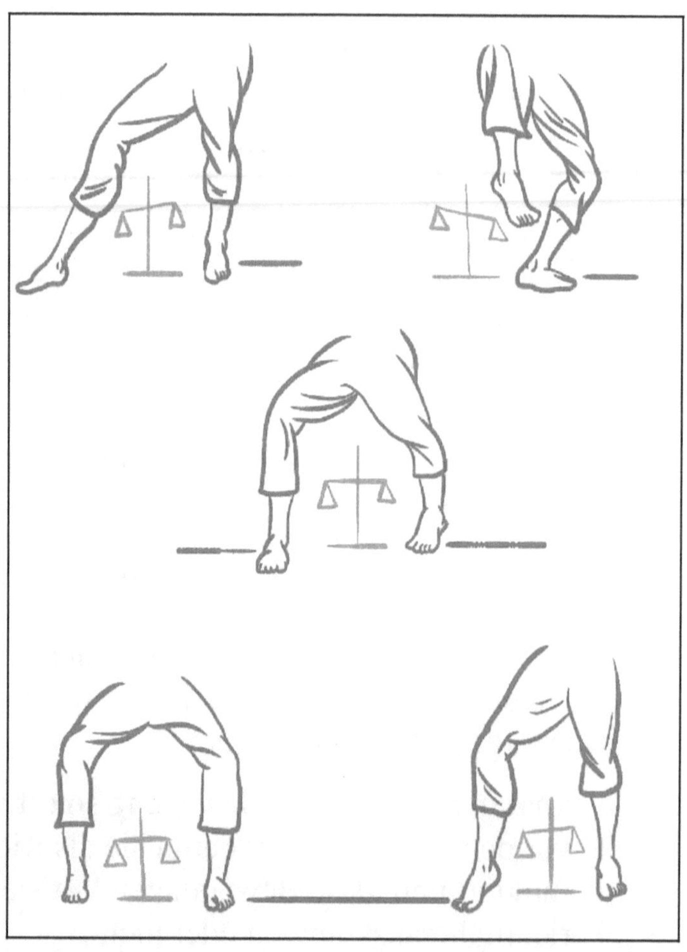

Schließlich werden wir die Richtungsänderung oder den Drehpunkt untersuchen.

Dies ist an sich eine Bewegung der rechten Flanke oder der linken Flanke, die darin besteht, ein Bein vorzuschieben oder zu verzögern, eine schnelle Drehung an diesem Fuß vorzunehmen, die es uns ermöglicht, die seitliche Position sofort zu ändern, und diese Praxis mit Drehbewegungen der Taille abzurunden und zu neigen solche Bewegungen zu erleichtern.

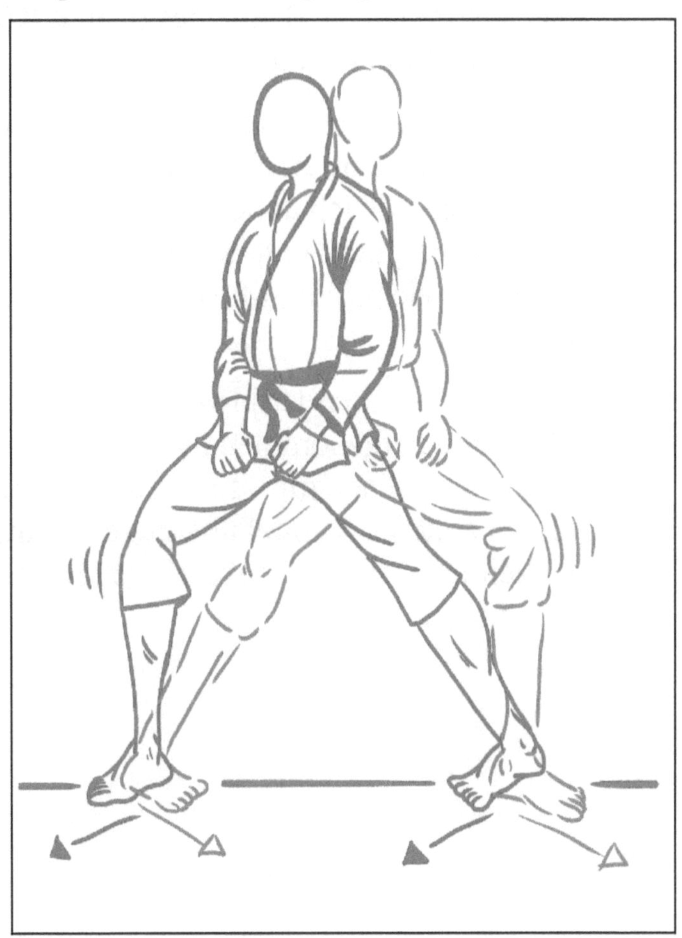

Üben Sie das Drehen, indem Sie Ihre Füße wie beim militärischen Marschtraining auf den Boden schieben, wodurch Sie gezwungen werden, die Richtung der Flanken entweder mit halben oder flankierenden Übungen zu ändern. Mit dem Obigen haben wir die Bewegungen nach vorne, hinten, Schwenken oder Richtungswechsel nach rechts und links sowie das Verdrehen der Taille des oberen Körperteils von den Hüften nach oben gelernt.

Damit schließe ich dieses Kapitel ab, aber nicht ohne zuerst seine erschöpfende Praxis zu empfehlen, bis ich außergewöhnliche Geschwindigkeit, gute Koordination, absoluten Gleichgewichtssinn, Muskelkontrolle und Feder erreicht habe.

Nachdem wir hundertprozentig das oben Genannte aufgenommen haben, was uns eine solide Grundlage gibt, sind wir in der Lage, zu einem anderen Kapitel überzugehen, um die Geheimnisse dieses aufregenden Sports zu erforschen.

Die Wache

Die Position oder Positionen, die den Darsteller in eine geeignete Situation bringen, werden mit dem Namen des Wächters identifiziert, der die freie Bewegung seines Körpers in Richtung Verteidigungspositionen erleichtert und gleichzeitig den Weg zu einem Angriff frei macht. Dieser Angriff ist in Sportarten wie Boxen, Judo, Wrestling usw. von großer Bedeutung, und in unserem Karate könnte er nicht geringer sein. Deshalb werden wir die üblichsten Wachpositionen sorgfältig untersuchen, um diese zu übernehmen mehr passen den Leser unter Berücksichtigung ihrer Eigenheiten und der besonderen Eigenschaften ihres Körpers.

Wenn wir das Thema betreten, werden wir zunächst die Abbildungen in den folgenden Grafiken sorgfältig betrachten, in denen neun mögliche Schutzpositionen gezeichnet sind. Diese sind an fast alle Bedürfnisse von Sportwächtern und für Eventualitäten von Straßenbegegnungen angepasst.

Der erste Aspekt, um den man sich kümmern muss, ist die Platzierung der Füße, die je nach Körpergröße ungefähr fünfzig Zentimeter oder mehr voneinander entfernt sind. Das Gewicht wird gleichmäßig auf beide Beine verteilt, die Füße werden nach den üblichen Regeln des Fechtens und Boxens verschoben, um Stolpern oder Verwicklungen zu vermeiden.

Die Bewegung nach vorne, hinten und zu den
Seiten muss fließend sein (dies habe ich in
seinem entsprechenden Kapitel ausführlich
behandelt). Die Arme werden in eine
Verteidigungsposition gebracht, wobei die Hand
mit dem geplanten Schlag bewaffnet ist,
natürlich ohne gegenteiliges Telegrafieren Ihre
Absicht mit der Platzierung Ihrer Hände.

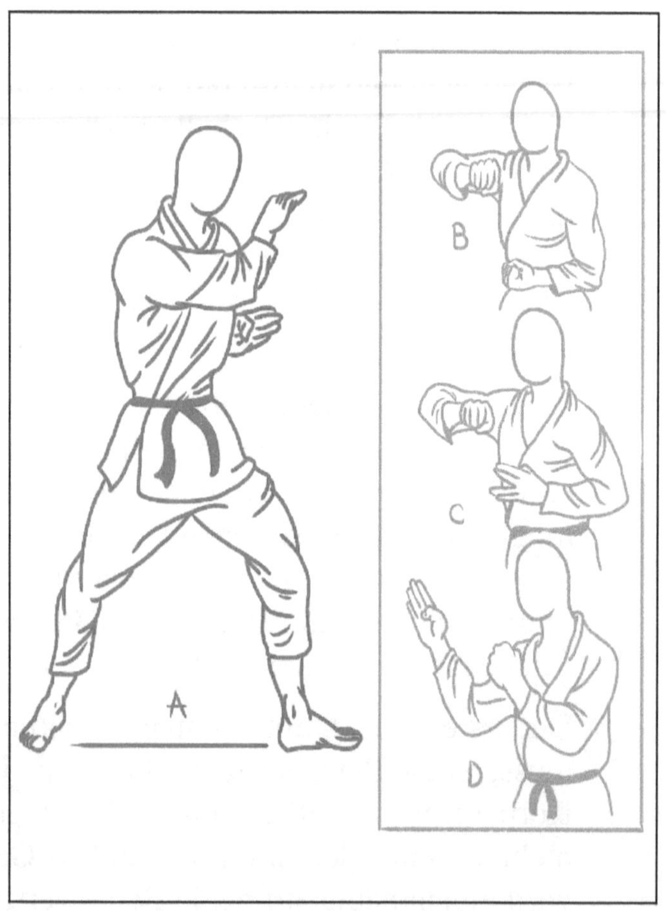

Im Gegensatz dazu können sie sich bei
Sportwettkämpfen, wenn sie nur die Form ihrer
Hände sehen, den möglichen Angriff bereits
vorstellen und vorhersehen, aber bei
Begegnungen mit Laien auf dem Feld auf der
Straße wird der Leser einen erheblichen Vorteil
haben, da die Unkenntnis unserer Techniken von
Der Kampf wird die Form des Angriffs, die wir
abschießen werden, unvorhersehbar machen und
logischerweise keine Elemente einer
angemessenen Verteidigung gegen unsere
Waffen enthalten.

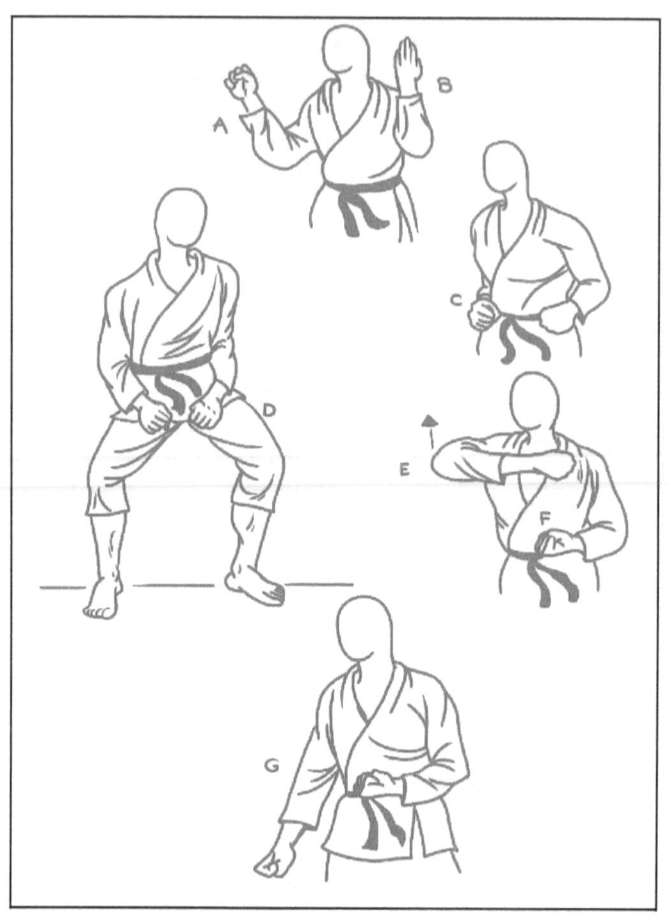

Die mit dem Buchstaben "A" gekennzeichnete Figur zeigt eine mit einem Schrägstrich bewaffnete Wachhaltung; Diese Position ist ideal, um einen bewaffneten Angriff zu verhindern. Die mit dem Buchstaben "B" gekennzeichnete Position soll einen Schlag diagonal gegen den Kopf mit einem stumpfen Gegenstand blockieren.

Der Buchstabe "C" ist mehr oder weniger der gleiche wie der vorherige, aber seine linke Hand ist mit V-förmigen Fingern bewaffnet, die zum Gegenangriff bereit sind.

Der in der Abbildung des Buchstabens "D" dargestellte Schutz ist eine übliche Position, die den sofortigen Angriff mit der offenen Hand und den Fingerspitzen ermöglicht. Diese Wachen sind sehr praktisch und werden im Allgemeinen in sportlichen Gefechten eingesetzt.

Nun werden wir die Wache des gleichen Graphen untersuchen, beginnend mit der Zeichnung des Buchstabens "E", der zeigt, wie man in eine normale Position kommt, obwohl in einer defensiven Haltung, mit zusammengezogenen Muskeln der Oberschenkel, mit dem Frühling bereit zu gehen, Arme bereit für sofortiges Handeln; Diese Einstellung zwingt nicht dazu, ist jedoch in diesem Sport grundlegend.

Betreten wir das Studium der mit dem Buchstaben "F" gekennzeichneten Figur, die mit den mit dem Kotelett bewaffneten Händen eine defensive Haltung einnimmt. Die mit dem Buchstaben "G" dargestellte Figur ist mehr oder weniger dieselbe wie die vorherige und variiert nur in der Darstellung der Hände, die gelegentlich mit fest geschlossener Faust dargestellt werden, und folglich erfolgt der Angriff mit einer anderen Art von schlagen.

Analysieren wir nun die Wache der mit dem Buchstaben "H" gekennzeichneten Figur; In dieser Position erscheint der Ellbogen bedrohlich, und die gegenüberliegende Faust ist bereit, mit den Knöcheln zu schlagen. und schließlich haben wir die Figur der Position, die mit dem Buchstaben "J" dargestellt ist, in der die geballten Fäuste erscheinen, eine gespannt und die andere in einer spekulativen Position, aber bereit, abgefeuert zu werden; Diese Schutzvorrichtungen werden in der rechten natürlichen Schutzvorrichtung genauso verwendet wie in der gegenüberliegenden oder linkshändigen Schutzvorrichtung, wobei die natürliche Disposition des Lesers berücksichtigt wird.

Diese Wachen sind, wie ich bereits erwähnt habe, angesichts des möglichen Angriffs, den sie stoppen müssen, grundsätzlich defensiv. Ihr zweiter Aspekt besteht darin, eine Falle für das Gegenteil zu stellen, indem sie sie verschlingen, indem sie anscheinend ein leichtes Ziel für einen lebenswichtigen Punkt unseres Körpers bieten, aus dem wir lernen werden vorher, so dass, wenn es gegen uns geworfen wird, wir es in einen Gegenschlag fallen lassen, wie man im Boxen sagen würde, das heißt, es schlagen, während wir es empfangen, mit dem die Kraft unseres Schlags erhöht wird.

Sobald die vorherigen Wachpositionen festgelegt wurden, werden wir uns vor einen Spiegel stellen, um mit dem Lernen zu beginnen, und wir werden diejenigen nehmen, die uns voll befriedigen, und diejenigen verwerfen, die nicht zu ihrem Typ passen.

Nachdem wir sie gut vor dem Spiegel ausgeführt haben, werden wir sie intensiv im Schatten üben und versuchen, sie in natürliche Reflexionen umzuwandeln.

Schließlich werden wir sie mit einem Partner vor uns in Scharmützeln zur formellen Praxis bringen, um sie zu polieren, indem wir sie bei jeder Gelegenheit in ihrer Arbeitsweise und Leistung perfekter machen und sie so weit wie nötig kombinieren.

Übung ist diejenige, die den Leser am intelligentesten berät, welche oder welche die idealen Wachen sind.

Natürlich werden die ersten Gefechte nur den Schlag "markieren", ohne Auswirkungen zu haben. Und in diesen Markierungsschulungen werden wir das verfeinern, was wir zuvor in der Theorie gelernt haben.

Wechseln Sie die Trainingspartner, um Ihren Fokus zu maximieren.

Kampftaktik

Jetzt werde ich dem Leser ein außergewöhnliches Geheimnis psychologischer Natur beibringen, das auch große körperliche Leichtigkeit bietet; Ich beziehe mich auf einen lauten und gutturalen Schrei, der beim Angriff unerwartet auftritt und als logische Konsequenz eine Verwirrung beim Gegner mit sich bringt; Wenn er in dieser Angelegenheit profan ist, wird seine Verwirrung noch größer sein, da normalerweise jeder, der einen lauten Schrei hört, aus seinem Kopf geht, wenn diese Wendung genau zu einem Zeitpunkt ausgesprochen wird, an dem seine Nerven unter Spannung stehen: Das Ergebnis Es wird eine totale Fehlanpassung in Bruchteilen von Sekunden sein, die intelligent verwendet werden sollte, um durch die Lücke anzugreifen, die sie offen lässt.

Es ist notwendig, dass dieser Schrei gut einstudiert wird, damit er den gewünschten Effekt erzielt. Daher sollte er auch ein Grund für ein spezielles Training sein.

Außerdem wird beim Ausgeben dieses Schreiens der sofortige Angriff synchronisiert, um die Verwirrung, die, wie ich bereits sagte, im Kopf des Gegners entsteht, optimal zu nutzen. Der Leser sollte diese großartige Kampftaktik nicht unterschätzen, da ihre Leistungen fabelhaft sind, denn zusätzlich zu der beschriebenen Verwirrung bringt der Schrei einen sehr wichtigen physischen Aspekt mit sich, der die Kraft unserer Schläge erhöht, da beim Schreien gleichzeitig geschlagen wird Wir lassen die Luft aus unseren Lungen entweichen, was uns, wenn es im Vorangriff enthalten ist, beim Schlagen mehr Kraft verleiht.

Dies ist leicht zu überprüfen: Wenn wir die Bewegungen von spezialisierten Gewichtheber-Athleten beobachten, werden wir feststellen, dass sie, wenn sie ihre Lungen füllen, die Gewichte nach oben ziehen. Dies ist die tiefe Sauerstoffinspiration, die ihnen die notwendige Hilfe für die Anstrengung bietet Zu machen; Danach wird die Luft freigesetzt.

Der am häufigsten verwendete Schrei ähnelt dem, den Muleteer verwenden, um ihre Pferde aufzuhalten, und das ist ein Geräusch, das "Yan" ähnelt, sodass meine Leser ab heute diese neuartige Ressource verwenden sollten beim Training; Wenn die Schläge geübt werden, wenn Sie eine Wirkung erzielen, stoßen Sie Ihren Schlachtruf aus, um sich allmählich an seine Verwendung anzupassen und mehr und mehr Widerstand zu erlangen.

Lassen Sie uns den Schrei und das Atmen in unseren Hackübungen synchronisieren, um dem Schlag mehr Kraft zu verleihen. Dies ist nicht leicht zu erreichen, da viel Training erforderlich ist, um die oben genannten Aspekte zu kombinieren: Den enthaltenen Atem, den Schlag und den Schrei im Einklang; Vergleichen Sie Ihre Auswirkungen vor und nach dem Erwerb dieses Wissens und trainieren Sie intensiv, bis Sie die Perfektion erreicht haben.

Sie können den Schrei gegen ein lautes Pfeifen austauschen, das das Trommelfell des Gegners betäubt und im Falle einer Straße die Aufmerksamkeit auf sich zieht. obwohl es schwieriger ist zu üben.

Die Arme des Gegners neutralisieren

In der Grafik wird eine sehr einfache Ressource gezeichnet, um die Arme des Gegners zu neutralisieren. Lassen Sie uns die oben genannte Zeichnung im Detail studieren und zu unserer Trainingsmatte gehen, um sie ausführlich zu üben.

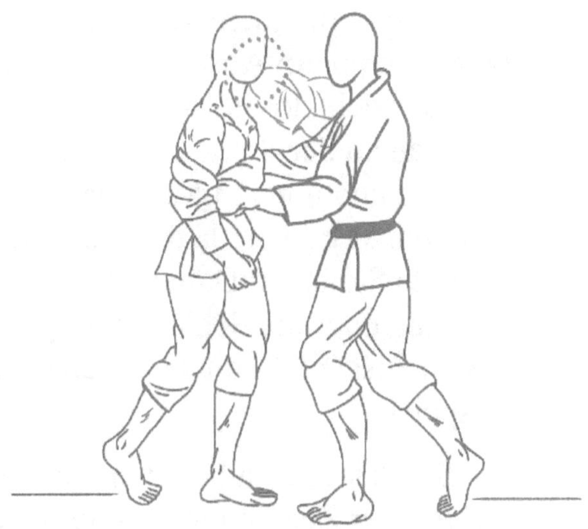

Es wird mit einem heftigen Karate-Schlag mit dem Ellbogen über das Ohr des Gegners beendet. Dieser Wurf wird gegen einen gekleideten Gegner verwendet, aber wenn die Jacke oder Jacke aufgeknöpft ist, besteht er, wie die Zeichnung zeigt, darin, seine Arme überraschend einzusperren und sie sozusagen mit derselben Jacke zu binden, die wir in einer Höhe von ungefähr zehn halb entfernen werden Zentimeter weiter unter ihren Schultern, die Kleidung fest haltend, um zu verhindern, dass sie neu positioniert wird, wodurch die Wirkung auf den Gipsverband verloren geht.

Um dies zu vermeiden, synchronisieren Sie die Bewegungen beim Absenken des Beutels mit einem rücksichtslosen Ellbogen gegen Ihr Ohr oder genau an der Stelle der Vereinigung, an der die oberen und unteren Maxima einen Scheitelpunkt bilden, da dies eine äußerst gefährdete Stelle ist. Daher ist der Gegner durch den Schlag oder die Schläge völlig fassungslos und wird zusätzlich mit seiner eigenen Kleidung eingesperrt.

Wenn Sie das Thema betreten, müssen Sie sich zuerst mit der Zeichnung vertraut machen, sie theoretisch gut verstehen und sie mit Ihrem Scharmützelpartner so oft wie nötig üben, bis sie vollständig assimiliert ist.

Während des Trainings sollten Teamkollegen abwechselnd, manchmal als angegriffen, manchmal als Angreifer, den Zähler und die entsprechenden Blöcke üben, um das eine und das andere perfekt zu lernen und sie mit aller Sauberkeit und Gelegenheit ausführen zu können.

Der Zähler zu diesem Set ist derselbe, der verwendet wird, um uns von einem Angriff auf den Hals zu befreien, den ich im entsprechenden Kapitel ausführlich beschreibe und den ich bei dieser Gelegenheit lesen sollte, um das Wissen des Zählers zu diesem Set abzurunden.

Wie in allen Fällen rate ich Ihnen, diesen Zähler aus allen möglichen Blickwinkeln intensiv zu üben und sich in verschiedenen Stellungen zu befinden, um in jeder Situation aus ihm herauszukommen.

Unsere Handgelenke loslassen

Sehen wir uns die folgende Grafik an, die zeigt, wie Sie unsere Handgelenke leicht loslassen können.

Oben ist eine Zweihandaufnahme unseres Handgelenks zu sehen. Um wegzukommen, drehen Sie die Holzfaust so, dass Ihre Finger nach oben zeigen, senken Sie Ihren Ellbogen um einige Zentimeter, üben Sie Kraft mit dem Handgelenk aus und greifen Sie die Daumen des Gegners an, die der schwache Teil Ihrer Hand sind. Ziehen Sie gegen sie und Ihr Handgelenk wird frei.

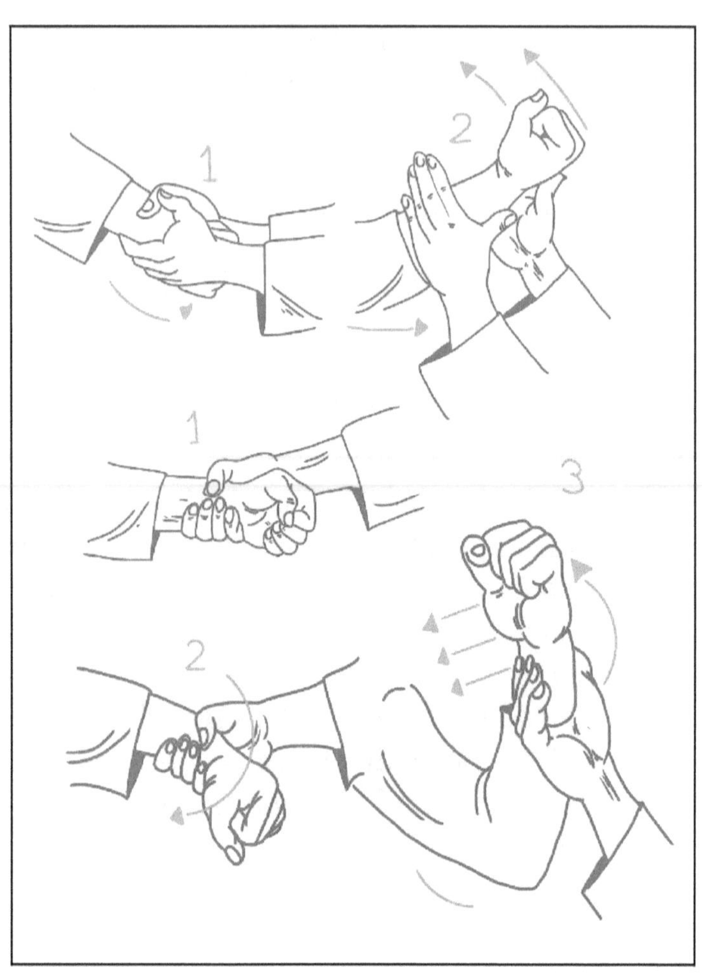

Unten befinden sich drei Zeichnungen, die sich mit einem Einhandgriff an unseren Handgelenken befassen. Studieren Sie die zweite Bewegung, die darin besteht, die Faust mit Gewalt zu drehen, um uns in eine Position zu bringen, die die normale Bewegung des in Abbildung 3 dargestellten Arms ermöglicht. Diese bezieht sich darauf, wie Sie den Griff loswerden und eine Angriffsbewegung gegen ihn ausführen sein Daumen, mit dem wir schnell freigelassen wurden.

Ich möchte das oben Gesagte als Vorläufer der Art und Weise festlegen, in der die Kraft, die intelligent gegen den Punkt oder die Punkte gerichtet ist, die zu einem bestimmten Zeitpunkt die Schwachen sind, eingesetzt werden sollte. Im vorliegenden Fall ist die Hand des Gegners die Quelle auf der Seite, auf der sich die vier Finger befinden, und bietet ein Loch auf der Seite des Daumens.

Üben Sie die vorherigen Empfehlungen, beachten Sie die Angaben in den jeweiligen Diagrammen und platzieren Sie sich natürlich in allen erdenklichen Positionen, damit Sie lernen, aus diesen Griffen herauszukommen, unabhängig davon, in welcher Situation Sie sich befinden.

Das Üben gibt Ihnen das genaue Muster, dem Sie folgen müssen, um diesen Ausflug zu beherrschen.

Defensiver Block- und Schrägstrichangriff

In den Zeichnungen in der folgenden Grafik stelle ich ein Gefecht vor, das zeigt, wie ein als rechter Kreuzfahrer bekannter Boxschlag blockiert wird, wobei die entsprechende Reaktion erzielt wird, indem die Nieren und die unteren Rippen des Gegners mit einem Schlag von grob getroffen werden die linke Hand.

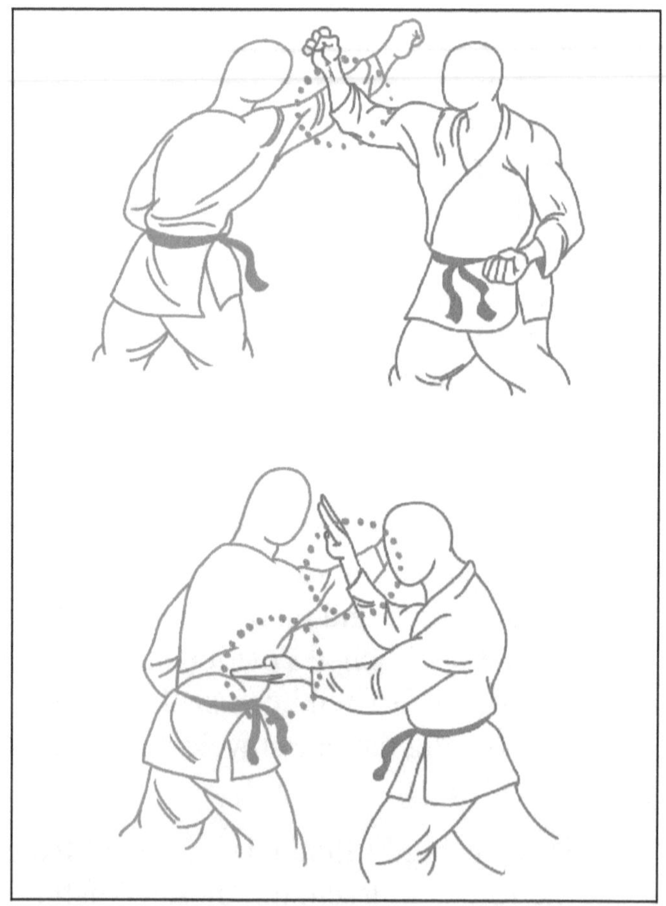

Schauen Sie sich die obigen Zeichnungen genau an und wir werden sofort mit Ihrer formalen Praxis fortfahren. Meine Empfehlungen lauten wie folgt: Beim Blockieren habe ich die rechte Hand gewaltsam nach außen abgelenkt, den Gegner mit seinem Unterarm hart getroffen und den Aufprall des Schlags mit einem Stoß, wie oben angegeben, nach außen verfolgt, da dies den Spieler für einen Moment aus dem Gleichgewicht bringt. Angreifer, Momente, die wir nutzen werden, um seine Nieren und unteren Rippen so grob wie möglich zu treffen; Wenn Sie dies tun, bleiben Sie wachsam, um weiterhin gefährdete Punkte wie Hals und Nacken anzugreifen, oder bringen Sie Ihren Körper in eine defensive Schutzposition zurück.

Übe diesen Block so oft du denkst, bis er ausreichend assimiliert ist, um bei echten Angriffen leicht ausgeführt zu werden. Natürlich sollten Sie die Fähigkeiten des Gegners nicht unterschätzen und sich auch nicht zu sicher fühlen. Sei immer bereit, mit deiner Intelligenz hellwach, um dich mit aller nötigen Bosheit zu verteidigen.

Wenn Sie dieses Set perfekt beherrschen, fahren wir mit Kapitel fort.

Defensiver Block- und Kickangriff

Jetzt werden wir die Grafik studieren, in der gezeigt wird, wie ein unter dem Namen Jab bekannter Boxschlag blockiert wird. Dies ist der von mir empfohlene Gegenangriff, der Karate-Schlag, der mit dem Fuß gespitzt wird.

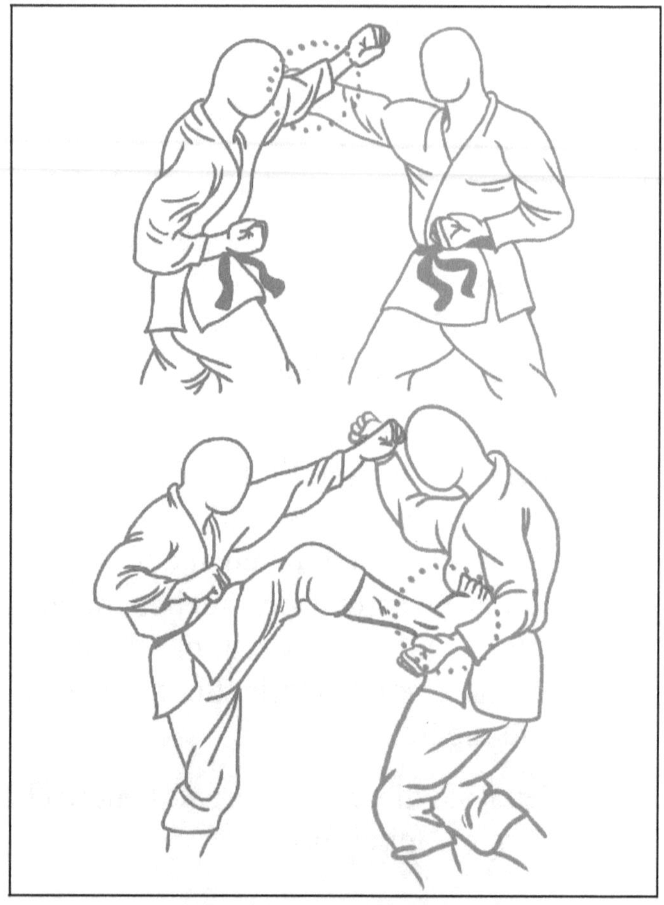

Schauen wir uns die klassische Form dieser Besetzung genauer an und bereiten Sie sich darauf vor, sie gemäß den folgenden Anweisungen zu Ihrem Training zu bringen:

Warten Sie auf den Schlag in einer defensiven Wachposition. Wenn dieser mit geschlossener Faust mit dem linken Arm nach vorne kommt, kontern Sie, indem Sie mit Ihrer eigenen auf den Unterarm des Gegners schlagen.

Setzen Sie diesen Schlag mit einem Druck des oben genannten Unterarms nach außen fort, um den Schlag abzulenken, und öffnen Sie gleichzeitig die Wache Ihres Gegners, um ihn aus dem Gleichgewicht zu bringen. Wenn Sie dies tun, treten Sie bei einem echten Angriff hart gegen den Bauch, wenn es sich um ein freundliches Sparring handelt, oder gegen die Hoden, wenn es sich um Selbstverteidigung handelt.

Die Art des Tretens ist dem Leser bereits bekannt, aber ich werde es trotzdem überprüfen. Heben Sie Ihr Knie so hoch wie möglich an, und werfen Sie von dort aus den Tritt nach vorne. Lassen Sie die Bewegung der Hüften nach dem Tritt 60% des Körpergewichts tragen, so dass der Aufprall kraftvoll ist. das Bein sofort an seinen Abfahrtsort zurückbringen; Wenn der Schlag genau war und das Ziel traf, liegt der spätere Erfolg in Ihren Händen.

Zu diesem Zeitpunkt verfügt der Leser über genügend Training, Geschwindigkeit und Bosheit, um die Art des Angriffs sowie die zu verwendenden Karate-Schläge zu bestimmen.

Wie in allen Sets muss dieses hunderte Male mit allen Arten von Partnern geübt werden, groß, dick, kurz usw., um den erforderlichen Rohling zu erzielen.

Übe auf unebenem Gelände, um ausreichend trainiert zu sein und dich auf jedem Gelände verteidigen zu können.

Defensiver Block- und Faustangriff

Jetzt werden wir untersuchen, wie man mit dem stärksten und verheerendsten Schlag im Karate Gegenangriffe ausführt. In der Grafik, in der es erscheint, ist theoretisch dargestellt, wie es ausgeführt wird.

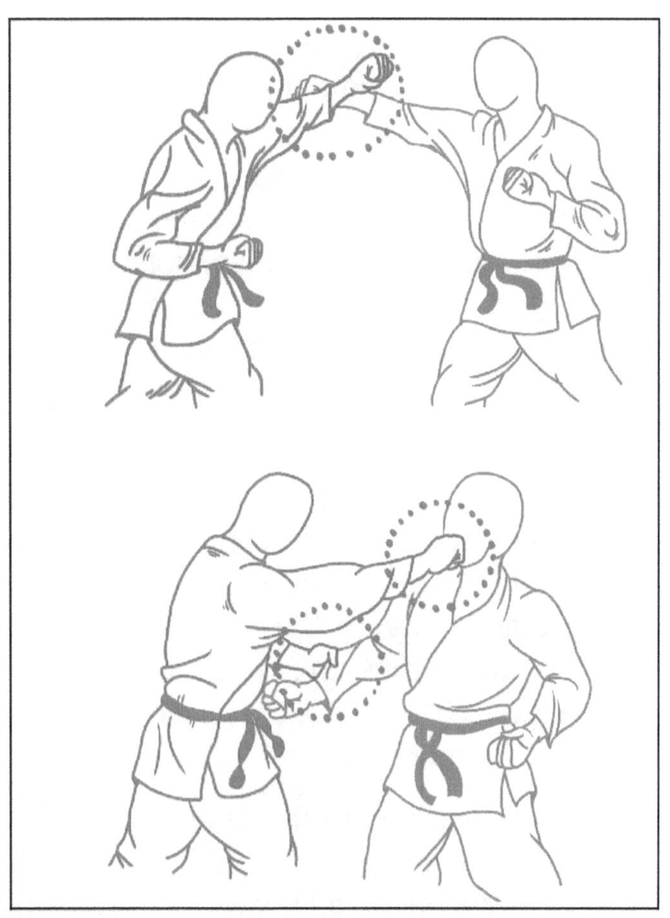

Schauen wir uns die Zeichnungen und die darin beschriebenen Techniken genau an und fahren wir wie üblich mit ihrer formalen Ausbildung fort.

Aus diesem Grund werden wir, wie in allen Fällen, versuchen, die Praxis mit Kollegen aller Größen, unterschiedlicher Reflexionen und wenn möglich auf allen Arten von Gelände zu wechseln: Passagiere, rau, nass usw., um so zu werden ein wahrer Experte.

Meine Angaben sind die gleichen wie im vorherigen Kapitel bezüglich des Blocks des Stoßes oder des langen linken Hakens. Was unseren Schlag mit dem rechten Arm betrifft, denke ich, dass der Leser ihn jetzt mit seiner verhärteten Faust, seinem präzisen Ziel und einem verheerenden Schlag gut genug gemacht und gründlich trainiert haben wird.

Wenn Sie den Schlag blockieren, versuchen Sie, aus dem Gleichgewicht zu geraten. Im Gegenteil, nutzen Sie diesen Sekundenbruchteil, um einen Schlag mit aller Unhöflichkeit zu werfen. Dies ist eine echte persönliche Verteidigung, da Sie im Training nur den Schlag markieren müssen , ohne zu verletzen, denn was angestrebt wird, ist ein gesundes Training, ohne den Partner zu verletzen.

Es ist sehr praktisch, diese Würfe im Schatten zu üben, um an Geschwindigkeit zu gewinnen. Verwenden Sie auch den Spiegel, damit Ihre Selbstkritik Ihnen hilft, die Positionslaster zu korrigieren, die Sie möglicherweise in diesen endlosen Trainings erworben haben, wenn Sie ein Virtuose werden möchten.

Denken Sie auch daran, dass sich mit einem wahren Feind die Dinge ändern und Sie körperlich und geistig gut vorbereitet sein müssen, um jederzeit erfolgreich zu sein. Dies kann nur mit unermüdlichem Üben erreicht werden.

Defensives Blockieren und Blitzschlag

Nun werden wir die neue Grafik untersuchen, in der eine Reihe von drei Figurenpaaren erscheint, die einen Blitzangriff mit vier klassischen Karate-Schlägen veranschaulicht.

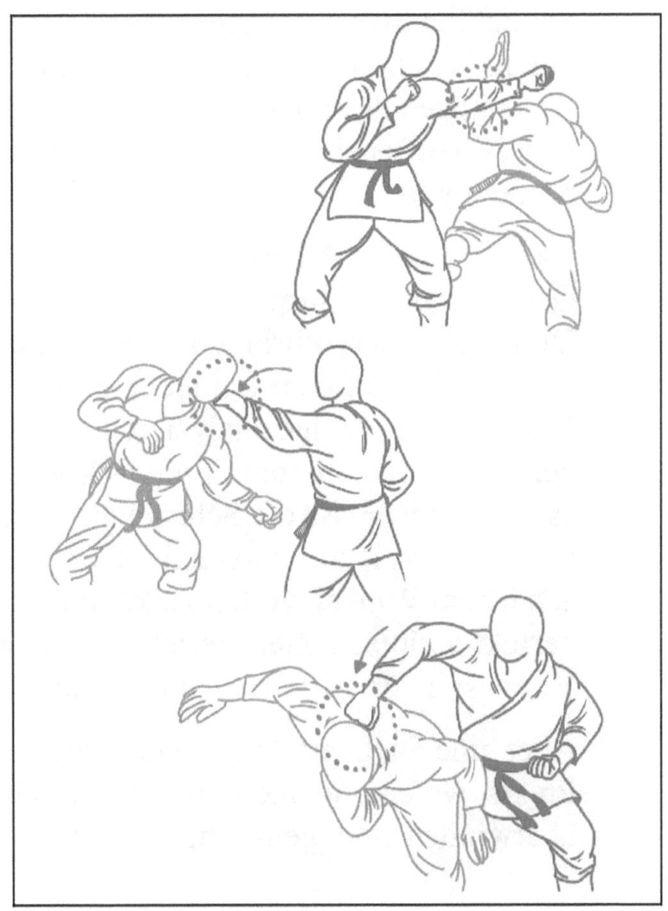

In der ersten, dh der obersten, wird die Figur gezeichnet, die einen Stoß mit einem Schnitt blockiert und mit einem Tritt grob auf das Knie des Gegners trifft. In der zweiten Gruppe ist ein Schlag gegen das Ohr des Gegners dargestellt, wobei dieser Schlag diagonal angewendet wird. Schließlich ist in der dritten Abbildung, die die untere ist, ein Schlag mit einer geschlossenen Faust gegen die Schädelbasis zu sehen, wodurch eine Blitzoffensive mit vier Karate-Schlägen beendet wird.

Natürlich ist der Überraschungs- und Geschwindigkeitsaspekt das, was die positiven Dividenden hervorbringt, insbesondere wenn sie gegen Laien auf dem Gebiet eingesetzt werden. Wenn wir das Obige analysieren, werden wir zu dem so oft diskutierten Ergebnis kommen, dass es wichtig ist, dass die Schläge gut ausgeführt werden, um sie mit maximaler Geschwindigkeit aus jedem Winkel werfen zu können, immer auf perfekt definierte Ziele gerichtet, wo ihre Verwüstungen katastrophal und endgültig sind.

Aber eine Sache ist Theorie und eine andere ist Praxis, wo emotionale Aspekte, die schwer zu überwinden sind, gemischt werden.

Um den Erfolg zu erzielen, den alle meine Leser in dieser Aktivität haben sollen, werde ich die gleiche Empfehlung für einen neuen Account aussprechen, und zwar unermüdlich, zuerst vor einem Spiegel, dann mit Schattenübungen und später mit einem Partner, der nur auf den Ort des Aufpralls hinweisen möchte, aber bereits vor der natürlichen Mobilität, die ein echter Gegner bietet; Endlich gegen den Sack, wo wir alle Fasern unserer Schläge abladen, um effektive Auswirkungen zu erzielen, die auf die Kraft hinweisen, die Tag für Tag von Training zu Training genutzt wird.

An diesem Punkt wird der Leser feststellen, dass sein Repertoire formeller geworden ist, dass sein Wissen besser verdaut ist und seine Fähigkeit als männlicher Karate-Spieler immer deutlicher wird. Es ist dann und nicht vorher, wenn Sie anfangen können, darüber zu sprechen, etwas über diesen Sport zu wissen.

Verteidigung gegen einen Halsangriff

In den Zeichnungen des Diagramms ist ein Angriff auf unseren Hals und die Art und Weise, wie wir ihn loswerden, dargestellt, der uns automatisch von angegriffenen zu Angreifern macht.

Lassen Sie uns für seine Praxis die oberen Figuren sorgfältig untersuchen, in denen der direkte Angriff auf unseren Hals auftritt.

Lassen Sie uns im Gegenteil, wer in diesem Fall unser Trainingspartner ist, Kontakt mit unserem Hals aufnehmen und die Berührung markieren, damit wir sofort den Zähler anwenden können, der in den folgenden Abbildungen dargestellt ist.

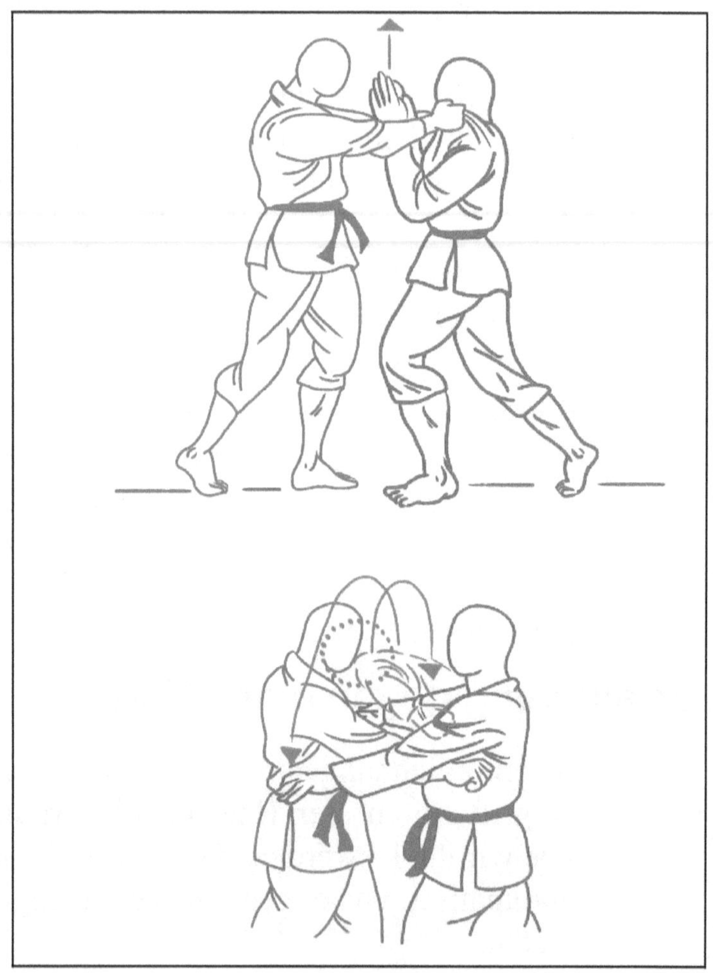

Die folgende Regel lautet: Bringen Sie Ihre Handflächen auf der Höhe Ihrer Brust zusammen. Die Fingerspitzen sollten nach oben zeigen. Drücken Sie von dieser Ausgangsposition aus mit Ihrer ganzen Kraft und Ihren Kräften scharf auf die Richtung der Fingerspitzen, dh nach oben. Heben Sie Ihre Hände auf die Höhe der maximalen Ausdehnung Ihrer Arme. Wenn Sie oben angekommen sind, öffnen Sie Ihre Arme und lassen Sie Ihre Unterarme grob auf die Ihres Gegners fallen. Damit ist die Verteidigung vollständig beendet, der Angriff wurde neutralisiert und wir sind in der Lage, sofort mit Karate-Schlägen auf den Kopf unseres Gegners anzugreifen.

Dieser Schlag kann mit der Hand oder mit dem Ellbogen oder beiden angewendet werden.

Wir müssen unseren Angriff in diesem Moment fortsetzen, damit der Moment der Schwäche des Gegners intelligenter genutzt wird. Denken Sie daran, dass der Leser den Karate-Schrei, über den wir schon früher gesprochen haben, synchronisiert, da die Verwirrung durch den lauten Schrei durch die Abfolge starker Bewegungen und schwerer Schläge ergänzt wird, mit denen jede mögliche Reaktion unseres Gegners vereitelt wird .

Für das Training dieser Besetzung empfehle ich, mit dem Übungspartner zu wechseln, von Angreifer zu Angreifer und umgekehrt, wobei natürlich die Angriffswinkel und die Angriffsorte so weit wie möglich geändert werden, damit wir den genauen Zähler angeben können. überall, aus dem Winkel oder der Position, in der wir uns befinden, wie unlogisch es auch sein mag; Zum Beispiel mit dem Rücken zur Wand schlagen, auf den Boden fallen usw.

Lassen Sie uns dieses Set gewissenhaft trainieren und das Kapitel durchgehen, wobei wir es perfekt aufgenommen haben.

Verteidigung gegen einen Schlag gegen den Kopf

In diesem Kapitel werden wir untersuchen, wie wir uns gegen einen Angriff gegen unseren Kopf mit einem stumpfen Gegenstand verteidigen können. Diese Art von Angriff ist sehr verbreitet, daher lohnt es sich, sie ausgiebig durchzuführen, um darauf vorbereitet zu sein, wie bei allen Ereignissen in diesem Vertrag erfolgreich dagegen vorzugehen und sich anmutig von angegriffen zu Angreifern zu entwickeln.

Lassen Sie uns auf die Sache eingehen, indem wir die Grafik, in der ein Angriff gezeichnet wird, genau beobachten. Wir stoppen sie, indem wir die folgenden Bewegungen auf den Buchstaben ausführen: Wenden Sie einen Schrägstrich gegen das Handgelenk des Gegners an, wie in der entsprechenden Zeichnung angegeben, und drehen Sie Ihren Kopf als auf der gegenüberliegenden Seite möglicher, um sie vor möglichen Stößen zu schützen; Mit dem Schnitt hört der Schlag abrupt auf, während wir die Hand des Angreifers verletzen. Unmittelbar danach bewegen wir den rechten Fuß, wie in der unteren Grafik gezeigt, so, dass er sich auf der Rückseite des rechten Beins des Gegners befindet. Wenden Sie in dieser Position den Karate-Schlag mit Ihrer Ferse an, um sein Bein zu verletzen und ihn gleichzeitig das Gleichgewicht verlieren zu lassen. Synchronisieren Sie die vorherigen Bewegungen mit dem Festhalten des Handgelenks und der Hand des Gegners.

Schauen Sie sich genau an, wie dies gemacht wird, wie bei diesem Motiv, das in der Zeichnung gezeigt wird. Im Gegenteil, beenden Sie das Herunterschlagen und machen Sie eine Halbkreisbewegung, die dank einer oszillierenden Bewegung der Taille von rechts nach links beschrieben wird, mit der wir helfen, den Gegner aus dem Gleichgewicht zu bringen, der mit Leichtigkeit fallen wird, ohne dass wir müssen größere Kraft machen.

Der Erfolg des oben genannten liegt in der
exakten Positionierung Ihres Körpers, in einem
scharfen und starken Schlag mit der rechten
Ferse, gefolgt von einem Stoß und in der
Bewegung der Taille des Halbkreises, die
beschrieben wird, und dies alles zur gleichen
Zeit wie der Griff und Drehung der angreifenden
Hand.

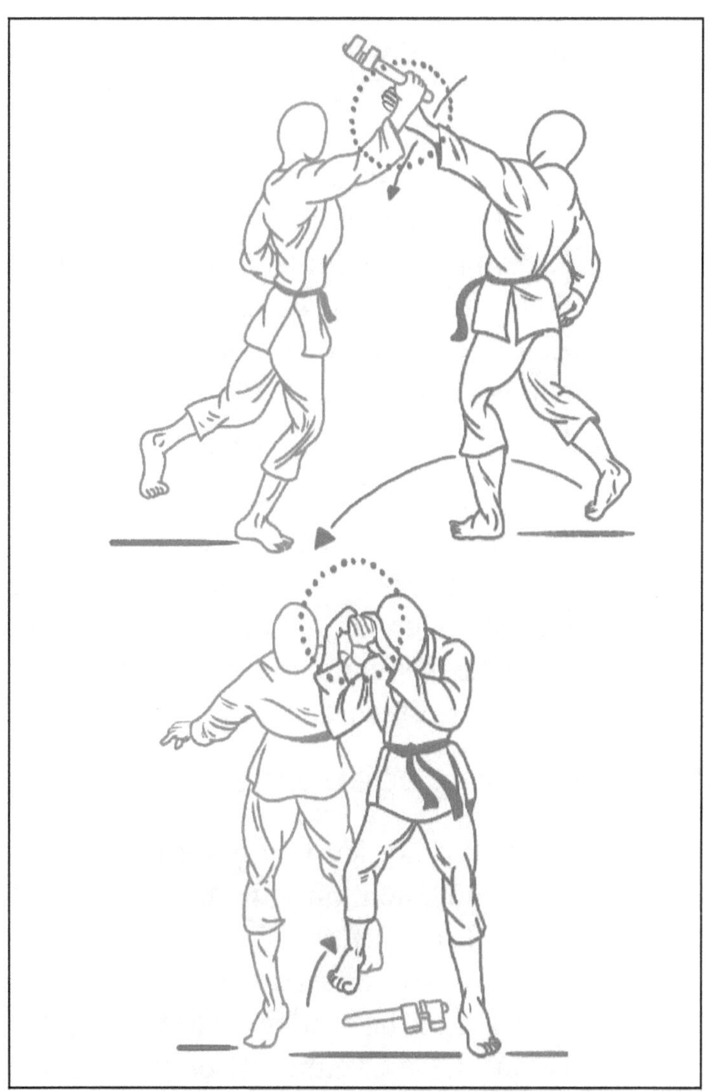

Ich wiederhole diesen letzten Teil.

Der erste ist der Schlag, gefolgt von einem Griff mit derselben Hand am Handgelenk, der mit einem Drehzug abgeschlossen wird, den wir mit unserer rechten Hand genau hinter dem Arm des Gegners ausführen, mit dem er fest in unserer Richtung befestigt ist. Es ist notwendig, die detaillierten Bewegungen im Schatten in Zeitlupe zu üben, um die Stellen, an denen sie angewendet werden, sowie das Ziel, mit dem der Bohrer ausgeführt wird, genau zu lokalisieren.

In den ersten Tagen werden sie ein weiches Material, Gummi oder ähnliches verwenden; Wenn die Praxis verstanden wurde, wird sie mit einem realen Objekt durchgeführt, um etwas über die Realität zu lernen, wie dieser Angriff neutralisiert werden kann.

Verteidigung gegen einen Boxer

Diese Art der Verteidigung ist am notwendigsten, um gut zu lernen, da dieser Angriff in der Praxis am häufigsten vorkommt. Der Angriff von Menschen mit mehr oder weniger umfassenden Kenntnissen der Technik ist auf diese Eventualitäten gut vorbereitet und weiß, wie man mit ihnen umgeht, indem wir unser Wissen über Karate nutzen.

Wenn wir das Thema betreten, werden wir die Grafik studieren, in der eine Figur erscheint, die den als Stoß bekannten Boxschlag wirft, der mit einem starken Schlag auf sein Handgelenk blockiert wird, der effektiver ist, weil er aus eigener Kraft ist der, den der Gegner mit seinem Arm druckt; Wenn der Block blockiert, lenkt er den Aufprall des Stoßes außerhalb unseres Gefahrenbereichs ab und zwingt den Gegner, seinen linken Fuß fest gegen den Boden zu stützen, was uns die Möglichkeit gibt, genau in der Mitte einen starken und trockenen Tritt auszuführen Knie; Wenn dieser Schlag an dieser Stelle mit der erforderlichen Kraft und dem erforderlichen Ziel ausgeführt wird, führt dies zum Bruch der Patella.

Wie der Leser zu schätzen wissen wird, ist unser Wissen dem eines Laien äußerst unhöflich, überlegen und effektiv, aber um die gewünschte Dividende zu erzielen, muss es perfekt ausgeführt werden, das heißt, es muss stark, unhöflich, mit unserem Ziel und unserer Zähigkeit durchgeführt werden. Amen. nicht das Gleichgewicht zu verlieren, was in ihrem Interesse kontraproduktiv wäre.

Ein grundlegender Aspekt dieses Sets besteht nicht darin, die Absichten mit unseren Augen zu telegraphieren. weil unser Ziel nicht direkt gesehen werden sollte.

Wie ich bereits sagte, muss man nur ausweichen und unerwartet zuschlagen.

Mit den vorstehenden Angaben werden wir zur Trainingsmatte gehen und so oft wie nötig mit dem Üben dieses Gipsverbandes beginnen, bis wir ihn in unser Blut bekommen und ihn als Reflex mit Sicherheit, Genauigkeit und Entscheidung ausführen können.

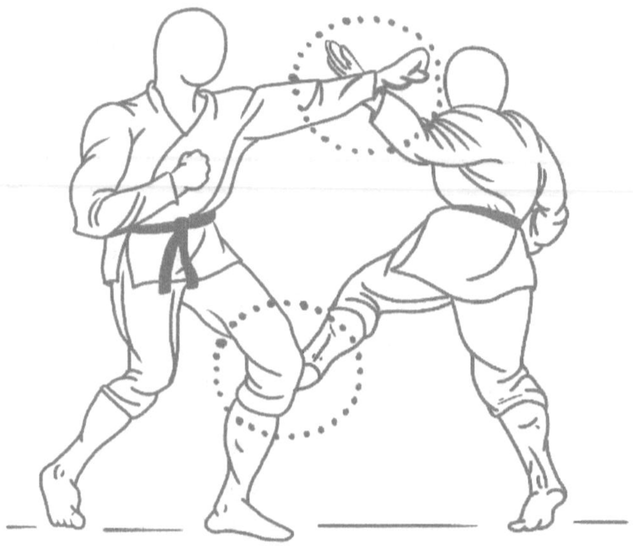

Um die genaue Position zu bestimmen, beginnen wir mit Trainingsübungen vor dem Spiegel. Von dort aus werden wir mit zunehmender Genauigkeit zu Schattenübungen übergehen. Schließlich wird die Praxis gegen einen Partner sein, der nach Präzision sucht, aber darauf achtet, nicht zu verletzen.

Die Trainingstasche und die ständige Übung geben uns im Laufe der Zeit das notwendige Ziel und die nötige Zähigkeit.

Jetzt lernen wir, wie man einen als Haken
bezeichneten Boxschlag neutralisiert, und
untersuchen die Grafik, in der der Aufprall
dargestellt wird, den der Schnitt erzeugt, wenn er
in dem Moment auf den Unterarm des Gegners
trifft, in dem er uns mit einem Haken angreifen
soll richtig.

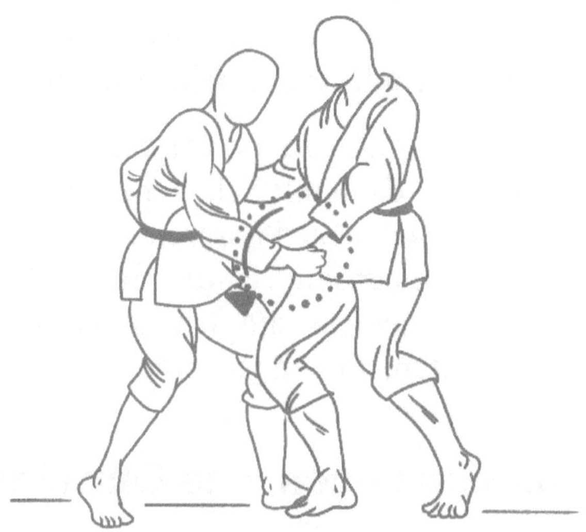

Aus unserer Wachposition kommt es mit
scharfer Geschwindigkeit heraus und erzwingt
den Schnitt, der den Schlag blockiert, und lenkt
ihn aus unserem Körper heraus. Der Schnitt
gewinnt an Stärke, wenn er Kontakt aufnimmt,
weil bei einer Bewegung die Kraft des Gegners
in einen Schlag verwandelt wird, der sehr
kraftvoll ist.

In diesem Fall muss die Lücke, die der Schnitt
vorübergehend erzeugt, verwendet werden, um
mit einem oder mehreren Karate-Schlägen gegen
das Gesicht des Gegners anzugreifen.

Es ist notwendig, die Unhöflichkeit zu erwähnen, die Schneidschläge bekommen können, wenn die Hand stark genug ist; Zwischen nichts und mit ausreichender Bosheit kann jeder Unterarm relativ leicht gebrochen werden, aber natürlich würde ein Laie dies nicht erreichen, da, um solche Ergebnisse zu erzielen, eine ständige Übung von vielen Jahren erforderlich ist, um die Hand zu härten so, dass seine Schrägstriche beim Zählen immer brechen.

Üben wir also zuerst vor dem notwendigen Spiegel, dann mit Schattenübungen und schließlich gegen unseren Partner, während wir weiterhin unsere Hände mit der täglichen Übung des Schneidens und Schlagens auf ein Brett verhärten, wie im entsprechenden Kapitel angegeben.

Verteidigung gegen eine Ohrfeige

In der Grafik wird der Weg gezeichnet, um einem Schlag entgegenzuwirken, der blockiert wird, bevor er sein Ziel erreicht, und mit seinem Arm seinen Wagemut bestraft.

Lassen Sie uns zuerst die Theorie des Zeichnens studieren, bevor wir zu ihrer formalen Ausbildung übergehen. Beachten Sie, dass das Blockieren der rechten Hand des Gegners erfolgt, indem sein Handgelenk mit unserer rechten Hand erfasst und mit der linken vollständig erfasst wird. Um zu verhindern, dass es sich löst, wenn es richtig gesichert ist, drehen Sie Ihr linkes Bein eine halbe Umdrehung, um in der in den Zeichnungen in der unteren Abbildung angegebenen Position zu bleiben. Halten Sie das Handgelenk des Gegners stark gesichert, so dass beim Erreichen der angegebenen Position eine Bewegung den Ellbogen des Gegners stark belästigt, die unserer Gnade ausgeliefert ist, und die Bewegung nach oben richtet, so dass jeglicher Druck von uns in Richtung nach unten, kann den sofortigen Bruch derselben verursachen.

Schlagen Sie mit dem linken Ellbogen gegen die Schläfe des Gegners und verhindern Sie, dass dieser wegrutscht. Wenn der Leser derjenige ist, der in dieses Set gefallen ist, verwenden Sie die Theke, die aus dem Wölben des Ellbogens besteht, um nicht dagegen gestemmt zu werden, versuchen Sie, sich so weit wie möglich zu ducken und mit der linken Hand den Knöchel des Gegners derselben Seite einzusperren. Schieben Sie Ihre Schulter nach vorne und ziehen Sie Ihren eingeklemmten Knöchel nach unten.

Diese Blockade ist extrem einfach, sie lässt
unseren Sport tatsächlich ein bisschen Wrestling,
aber es ist ratsam, dass meine Leser alle
Ressourcen kennen.

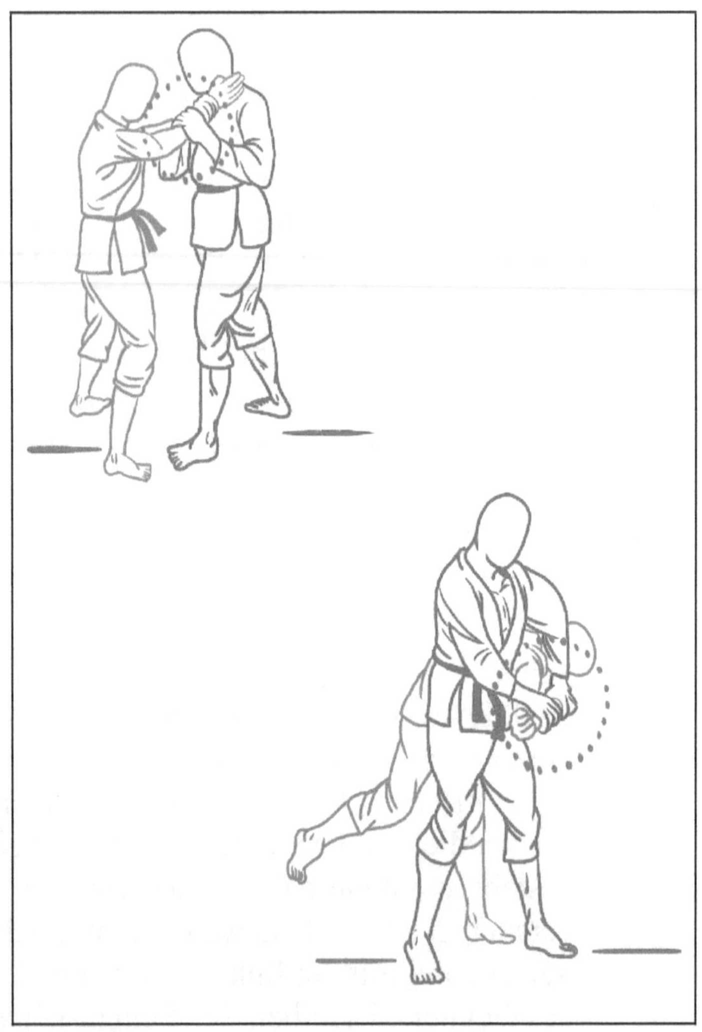

Genau deshalb habe ich nicht ein Jota gezögert, es in ihr Repertoire aufzunehmen. Nun, wir haben dieses Set bereits in seinem theoretischen Aspekt analysiert, so dass es Zeit ist, sein Wissen und seine Funktionen auf den praktischen Aspekt seiner formalen Ausbildung zu übertragen, dh gegen einen Gegner.

Suchen Sie nach den ersten Gelegenheiten, um dies in Zeitlupe zu tun, um die genaue Berührung zu finden, die zu dem Ort führt, an dem die Bestrafung stattfindet, und den Weg, um zu kontern. Wenn das oben Genannte gut erreicht ist, werden wir uns abwechselnd mit dem Trainingspartner, manchmal als Angreifer, manchmal als Angreifer, mit dem Aspekt der Ausführungsgeschwindigkeit befassen, um uns bei Bedarf mit diesem Set vertraut zu machen.

Meine Empfehlung ist, dass der Leser ohne Grund zu einem anderen Kapitel geht, ohne dies zuerst perfekt beherrschen zu lassen.

Verteidigung gegen einen Kopfangriff

In der Grafik ist ein ziemlich häufiger Angriff dargestellt. Es ist ein Angriff gegen den Kopf mit jedem Objekt, das mehr oder weniger die gezeichnete Form hat.

In diesem Kapitel werden wir untersuchen, wie
wir uns weise verteidigen können, indem wir
unser Wissen über Karate für Gegenangriffe
nutzen. Dazu muss der Leser die Zeichnung
sorgfältig beobachten, in der der Weg zur
Neutralisierung des Angriffs erkennbar ist, der
darin besteht, dem Gegner einen Schritt voraus
zu sein und ihn in dem Moment zu kontrollieren,
in dem er seine Absicht telegraphiert, indem er
seine drohenden Arme hebt der Stein.

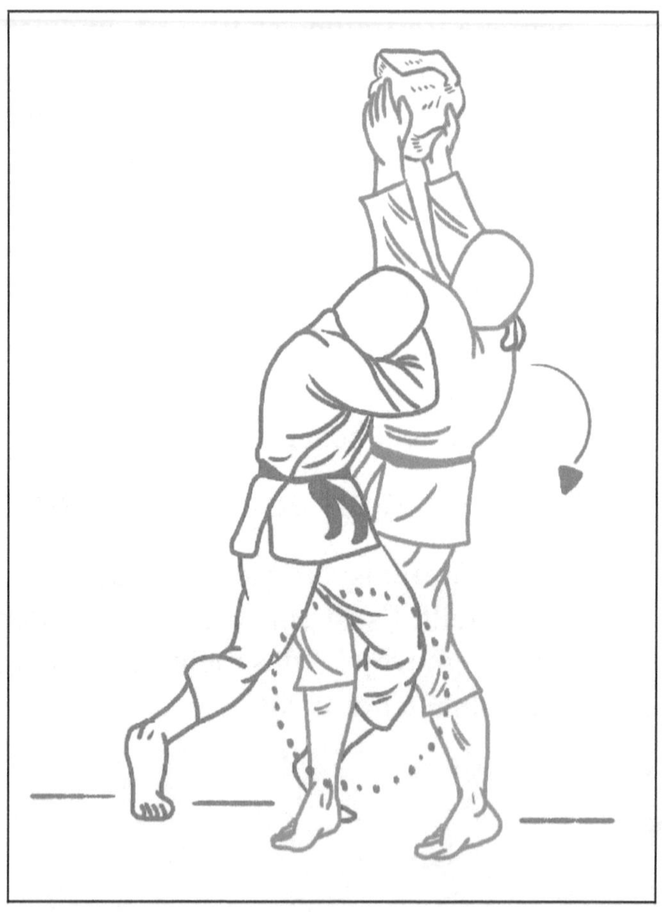

Dann werden wir uns mit der größtmöglichen Geschwindigkeit starten, um seine Arme zu umarmen und unseren Kopf neben seinen zu bewegen, um ihn aus dem Fokus der Aggression zu entfernen und so Gefahren zu vermeiden.

Drücken Sie Ihre Arme zusammen, halten Sie Ihren Kopf an Ihren Körper, drücken Sie Ihren Angreifer stark nach vorne, kippen Sie ihn im Halbkreis nach links, um ihn aus dem Gleichgewicht zu bringen, und lassen Sie ihn leicht aus dem Gleichgewicht geraten sein linkes Bein mit unserem Bein auf der gleichen Seite, wodurch der Angreifer leicht fallen kann.

Verwenden Sie in diesem Fall Karate-Schläge mit Ihren Füßen, Knien und Händen, um ihn endgültig zu zerstören.

Lassen Sie den Leser diese Art des Ausstiegs aus diesem gefährlichen Set üben, indem Sie mit seinen Begleitern trainieren und die ersten Male ein weiches Objekt verwenden, das ein Kissen sein kann, um unnötige Verletzungen im Lernprozess zu vermeiden.

Während wir die Kontrolle und saubere Ausführung des Gipsverbandes vorantreiben, werden wir das Kissen gegen ein stabileres Objekt austauschen und das Training gründlicher durchführen. Schließlich wird das Training mit einem schweren Gegenstand durchgeführt, wobei Sie natürlich darauf achten, sich nicht zu verletzen.

Die Idee ist, den Leser daran zu gewöhnen, seine Nerven angesichts der realen Gefahr effektiv zu kontrollieren und sich in einem Bereich absoluter Wahrhaftigkeit zu beschlagen, um sich nicht einschüchtern zu lassen, wenn es notwendig ist, sich im Alltag einem solchen Risiko zu stellen.

Das Training sollte abwechselnd mit dem / den Partner (n) durchgeführt werden, manchmal als Angreifer, manchmal als Angreifer, bis dieser Wurf kontrolliert wird.

Zuletzt empfehle ich, dem Angreifer mit Geschwindigkeit und Bosheit einen Schritt voraus zu sein.

Verteidigung gegen einen Angriff eines Dolches

In der folgenden Grafik werden sie mit drei Figuren dargestellt, einem Dolchangriff. Es zeigt den Weg zum Gegenangriff mit Karate-Schlägen in Verbindung mit Kenntnissen der persönlichen Verteidigung.

Schauen wir uns also die Zahlen genauer an und gehen wir für Ihr praktisches Lernen zur Trainingsmatte über.

Ich schlage vor, dass während des Trainings ein Gummi- oder Plastikdolch verwendet wird, um unnötige Verletzungen zu vermeiden.

Der Weg, diesen Angriff zu kontrollieren, ist wie folgt: Er scheint in einer Wachposition zu sein und seine Hände sind bereit, mit Tajo zu schlagen. Wenn der Angriff erfolgt, schlagen Sie mit dem Schlag, der seiner Hand am nächsten liegt, hart auf den Unterarm des Gegners, damit der Schnitt den möglichen Stich stoppt.

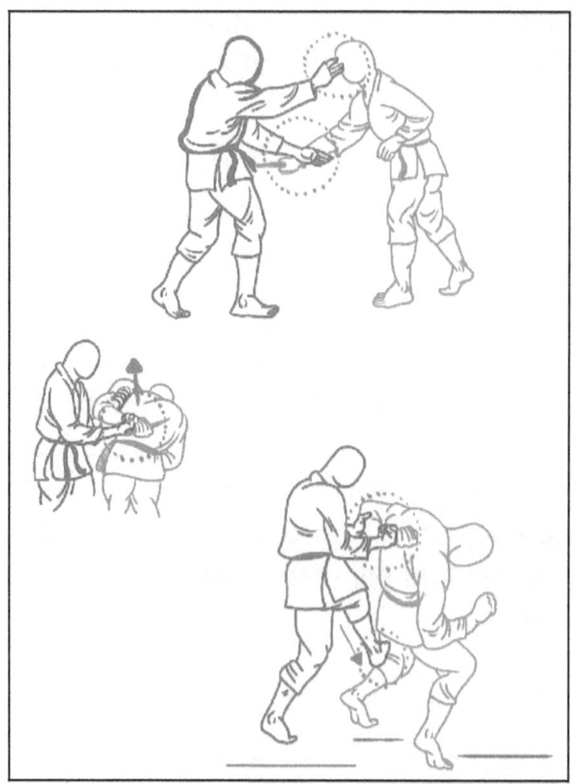

In diesem sehr kleinen Intervall werden wir die folgenden Bewegungen ausführen, ebenfalls in Sekundenbruchteilen: Zuerst werden wir mit den Fingern unserer

Hand in V-Form einen Stoß gegen seine Augen ausüben, unser rechtes Bein vorschieben und mit unserem rechten Arm das Gegenteil halten die Höhe von etwa drei Zentimetern über Ihrem Ellbogen, mit unserer linken Hand, dass der bewaffnete Arm nach dem Schlag nach außen festgehalten hat; wir werden eine nach außen klappende Bewegung machen, so dass das Gegenteil in der in den zentralen Zeichnungen dargestellten

Position platziert wird; Bereits in dieser Situation sind wir diejenigen, die den Vorteil haben, denn mit einem starken Schlag mit dem

Bogen unseres rechten Fußes auf seiner Wade auf derselben Seite werden wir ihn fallen lassen; Wenn wir auf die Knie fallen, heben wir unseren bewaffneten Arm an, mit dem die Schulter verschoben werden kann, was zu genügend Schmerzen führt, so dass sie ihre Waffe sofort loslässt und somit zu unserer gesamten Verfügung bleibt.

wir sind diejenigen, die den Vorteil haben, denn
mit einem starken Schlag mit dem Bogen
unseres rechten Fußes auf seiner Wade auf
derselben Seite werden wir ihn fallen lassen;
Wenn wir auf die Knie fallen, heben wir unseren
bewaffneten Arm an, mit dem die Schulter
verschoben werden kann, was zu genügend
Schmerzen führt, sodass sie ihre Waffe sofort
loslässt und somit zu unserer gesamten
Verfügung bleibt. wir sind diejenigen, die den
Vorteil haben, denn mit einem starken Schlag
mit dem

Bogen unseres rechten Fußes auf seiner Wade
auf derselben Seite werden wir ihn fallen lassen;
Wenn wir auf die Knie fallen, heben wir unseren
bewaffneten Arm an, mit dem die Schulter
verschoben werden kann, was zu genügend
Schmerzen führt, so dass sie ihre Waffe sofort
loslässt und somit zu unserer gesamten
Verfügung bleibt.

Um das Obige erfassen zu können, ist es
notwendig, es gründlich zu lesen und es
ausführlich auf der Trainingsmatte zu üben,
wobei der Partner vor Ihnen in Zeitlupe, beide in
Übereinstimmung, Schritt für Schritt die
Entwicklung der vorliegenden Besetzung lernt,
andernfalls ihr Lernen wird nicht möglich sein.

Der Erfolg dieser Besetzung liegt in zwei Aspekten: in der Geschwindigkeit, mit der der Schnitt auf den bewaffneten Unterarm und der Stich auf die Augen gleichzeitig angewendet wurden; Während der Trainingseinheiten wird der Stich in den Augen entscheidend und schnell markiert, um die genaue Berührung dieses Wurfs zu finden.

Trainiere es so oft wie nötig, bis es vollständig assimiliert ist.

Verteidigung gegen einen Stichangriff

In der Grafik stellen wir eine andere Möglichkeit vor, einem Stichangriff entgegenzuwirken.

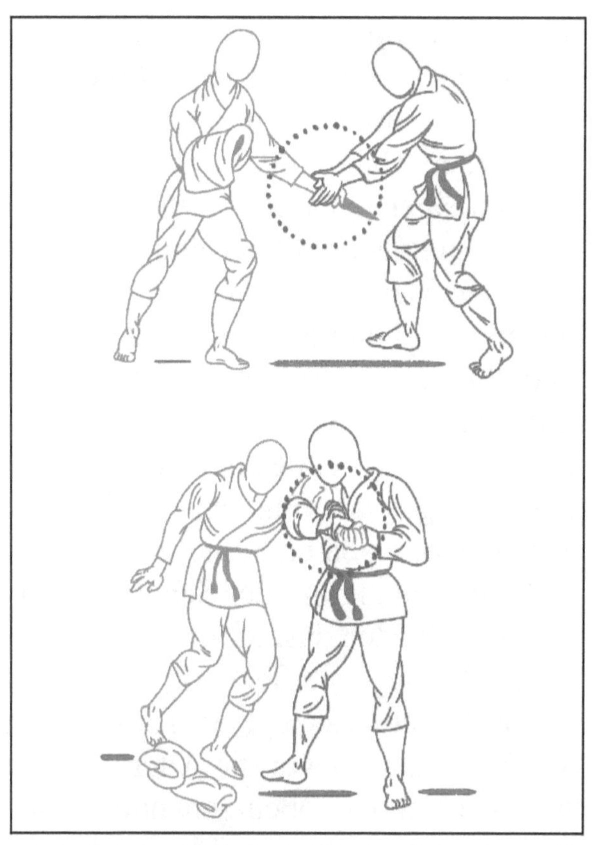

Die obere Zeichnung zeigt die Form des Angriffs, der von unten nach oben und vorne verläuft. Inzwischen ist der Leser mit den verschiedenen Möglichkeiten vertraut, mit einem Messer anzugreifen, und natürlich mit den entsprechenden Nachteilen für jede spezielle Art des Waffeneinsatzes. Nun, dies ist anscheinend das gefährlichste, also werden wir es genauer untersuchen.

Theoretisch ist der ideale Weg, um zu kontern, indem Sie in unserer Wachposition stehen und Ihre Hände für den Schlag bereit halten.

Warten Sie ruhig auf den Ansturm; Wenn dies geschieht, biegen Sie Ihren Körper, um das Bündel zu entfernen, und fassen Sie die bewaffnete Hand mit einem starken Schlag fest an. von einer schnellen Drehung um eine halbe Umdrehung, wobei die Hand des Gegners gesichert bleibt, die Gefahr aus seinem Körper gelenkt wird und der Rücken des Gegners gedreht wird; Hebe den Arm deines Feindes an und wende den Schlüssel an, der im Wrestling als Marcus 'Hebel bekannt ist. Er besteht darin, den Ellbogen des Gegners auf unsere rechte Schulter zu legen und eine starke Hebelbewegung mit der Schulter nach oben und unseren Händen auszuführen auf die gegenüberliegende Seite, dh nach unten, bestraft den Ellbogen des Gegners grob, so dass er die Waffe loslässt, bevor die Alternative besteht, dass wir mit dem oben genannten Marcus-Hebel seinen Arm brechen und ihn am Ellbogen disartikulieren.

Der Schmerz ist so stark, wenn der Schlüssel richtig angelegt wird, dass Sie sofort die Waffe fallen lassen und aufgeben.

Jetzt gehen wir von der Theorie zur Praxis auf der Matratze und mit dem unverzichtbaren Trainingspartner. Die ersten Aufnahmen werden in Zeitlupe gemacht, wobei nach dem genauen Ort gesucht wird, an dem bestraft werden kann, ohne verletzt zu werden. Wenn Sie die ideale Note finden, wie wir den Ort der Bestrafung sportlich nennen, werden wir den ersten Schritt getan haben und es wird uns nur an Geschwindigkeit mangeln, die durch unermüdliches Üben und Partnerwechsel erreicht wird, um sich nicht an eine einzelne Person zu gewöhnen, da dies schädlich ist. Versuchen Sie, Ihre Praxis mit Partnern mit unterschiedlichen Reflexen, Größen usw. zu wechseln, um diese Besetzung so sauber wie möglich auszuführen.

Ich empfehle, zum Üben ein weiches Gummimesser zu verwenden. Wenn Sie ein Experte sind, verwenden Sie einen echten Dolch, aber dies ist, wie ich bereits sagte, der Fall, wenn Sie bereits Experte sind, bevor Ihre Ergebnisse kontraproduktiv sein können.

Verteidigung gegen einen Schlag auf den Kopf

In diesem Kapitel lernen wir, einen Schlag gegen unseren Kopf mit unseren Armen in Form eines Kreuzes zu stoppen, wie in der Grafik gezeigt, in der ein Angriff mit dem Griff einer Pistole erscheint.

Der ideale Weg, um diesen Schlag zu stoppen, indem Sie mit den Armen über dem Kopf ein Kreuz bilden und die Fäuste geschlossen halten.

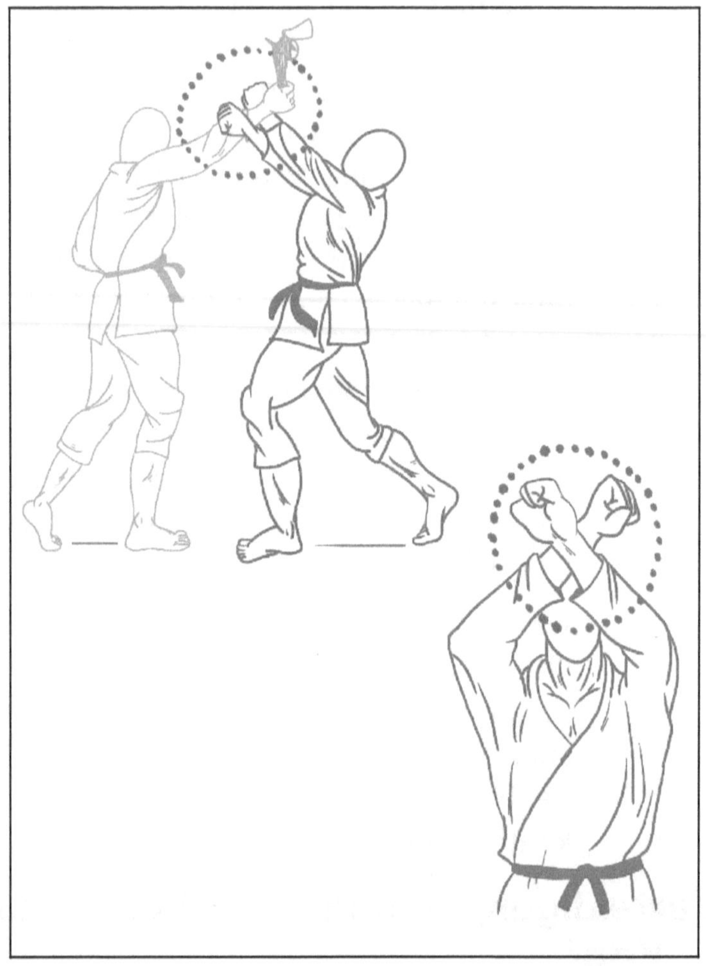

Wenn der Schlag gestoppt wird, ist der Unterarm des Gegners in dem Kreuz gefangen, das unser bilden wird. Diese Bewegung ist anscheinend leicht zu erreichen, aber in Wirklichkeit nicht, da sie eine genaue Muskelkoordination und Sicht des Ortes erfordert, um genau den Schlag zu fangen, bevor er sein Ziel erreicht. Wenn Sie diesen Schlag stoppen, öffnen Sie sofort Ihre Hände und greifen Sie fest nach dem bewaffneten Arm. Versuchen Sie schnell, den Zähler basierend auf Karate-Schlägen, entweder einem Ellbogen oder einem Schlag mit dem Knie an der Stelle, an der sich das Geschlecht befindet, anzuwenden Bestrafen Sie den Angreifer hart und zwingen Sie ihn, den Arm loszulassen, indem Sie sein Vergehen aufgeben oder mit seinem rechten Bein eine volle halbe Umdrehung machen, um ihm den Rücken zu kehren, aber den bewaffneten Arm fest im Gefängnis zu halten.

Am Ende dieser Runde führt die einfache Bewegung dazu, dass er in einen Bestrafungsgriff fällt, der zunimmt, wenn wir unseren Druck gegen seinen Arm erhöhen und ihn so drehen, dass sein Ellbogen nach oben zeigt und wir nach unten bestrafen, um im Gegenteil den Schmerz zu verursachen. notwendig, damit er seine Waffe fallen lässt und sich ergibt.

Theoretisch scheint das oben Genannte einfach zu sein. Um es effektiv zu machen, müssen wir es viele Male trainieren und vorschlagen, dass eine Spielzeugpistole aus Kunststoff oder Gummi für das Training verwendet wird. Wenn ihr Lernen erreicht ist, können wir ein kraftvolleres Objekt verwenden. Wenn eine echte Pistole verwendet wird, müssen wir sorgfältig prüfen, ob sie entladen ist.

Im Training fordere ich immer viel Vorsicht, um unnötige Verletzungen zu vermeiden, da ein weißes, sportliches und gesundes Training angestrebt wird, das den Leser zu einem Experten für Selbstverteidigung macht.

Daher empfehle ich erneut, die Praktiken intelligent und mit gebührender Vorsicht durchzuführen.

Verteidigung gegen eine Finte frontal mit einer Pistole

Jetzt werden wir untersuchen, wie man aus einer Waffenbedrohung herauskommt, die in der Grafik dargestellt ist, und wie man aus dieser herauskommt. Angenommen, wir sind bedroht, wie es klassisch mit erhobenen Händen ist, besteht das Grundlegende darin, kühles Blut, ruhige, kontrollierte Nerven und unsere aufmerksamen Augen zu bewahren, die des Gegners zu beobachten und zu versuchen, ihre möglichen Fehler zu erraten.

Die Theke besteht darin, die Arme wie ein Blitz
zu senken, die bewaffnete Hand mit der linken
Hand zu ergreifen und den Lauf der Pistole von
dem Ziel abzulenken, das unser Körper darstellt.

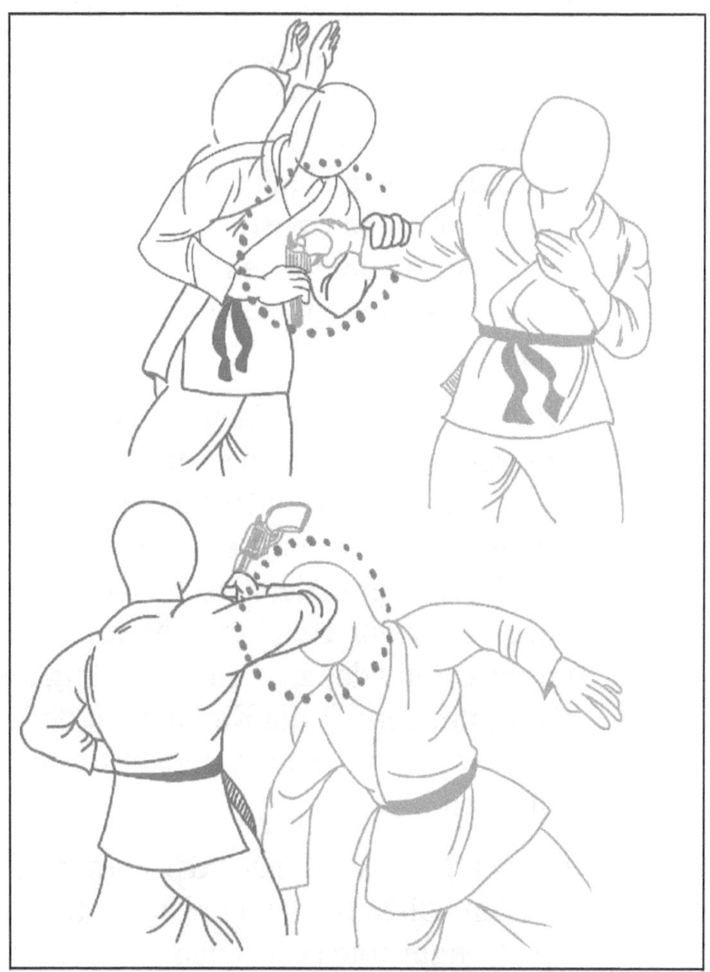

Mit der rechten Hand schlagen wir kräftig auf den Lauf derselben, sichern ihn fest und greifen den schwachen Teil der Hand an, der in diesem Fall durch den Daumen dargestellt wird. Bei der Bewegung wird der Lauf der Waffe gesichert, zuerst nach rechts, der Daumen angegriffen, dann mit Gewalt nach unten, wobei berücksichtigt wird, dass wir mit der rechten Hand das Handgelenk fest gesichert haben und es nach oben heben, so dass Wenden Sie Kraft auf die gegenüberliegende Seite der rechten Hand an, damit wir sie leicht entwaffnen können.

Er kontert dann mit einem Ellbogen, wenn er in unserer Nähe ist, wenn er nicht ist, werden wir ihn mit dem Griff seiner Pistole auf den Kopf schlagen; Dieser Wurf scheint einfach zu sein, sein Nerv liegt in der Geschwindigkeit, mit der wir seine rechte Hand mit unserer linken ergreifen und das Ziel und die Fähigkeit und Kraft, mit der wir die Kanone mit der rechten Hand angreifen, die am geschicktesten ist, ablenken.

Lassen Sie uns nun nach der vorherigen Theorie mit dem Üben fortfahren. Dies sollte mit einer Spielzeugpistole geschehen, die ausgelöst wird, damit der Schüler feststellen kann, ob seine Bewegungen schnell genug waren, um ein Ergebnis gegen ihn zu vermeiden.

Wechseln Sie mit Ihrem Partner von Angreifer zu Angreifer, um das Training etwas zu beleben, und wechseln Sie die Kapitel erst, wenn Sie dieses interessante Mittel zur persönlichen Verteidigung vollständig gelernt haben.

Wenn Sie in Ihrer Praxis eine echte Pistole verwenden, empfehle ich, diese vor dem Entladen sorgfältig zu prüfen.

Verteidigung gegen eine Finte von hinten mit einer Pistole

Weiter in unserem Selbstverteidigungslernen werden wir die Grafik studieren, in der ein Angriff mit einer Pistole dargestellt ist, in der wir mit erhobenen Händen, wie es klassisch ist, von hinten zeigen.

Der Weg aus diesem Sumpf ist wie folgt: Suchen Sie durch Berühren die Höhe, in der sich die Waffe befindet, die Sie bedroht, dh fühlen Sie, wo sie sich befindet, in welchem Teil Ihres Körpers.

Wie in allen Fällen empfehle ich die Kontrolle über Ihre Nerven, Geschwindigkeit, Entscheidung und Beweglichkeit.

Machen Sie eine sehr schnelle Drehung, wie in der Grafik angegeben, und drehen Sie sich um, damit Sie mit dieser Drehung Ihren Körper von dem Ziel entfernen, das er präsentiert. Greife sofort den bewaffneten Arm an und halte ihn mit der linken Hand am Handgelenk fest.

In einer Position wird die Gefahr der Waffe auf die andere Seite gelenkt. Führen Sie mit der rechten Hand den Lauf der Pistole zwischen und machen Sie mit der fest gesicherten Hand zwei starke und endgültige Bewegungen, eine in Richtung des Daumens, um ihn anzugreifen, da dieser Teil den schwachen Teil der Hand darstellt.

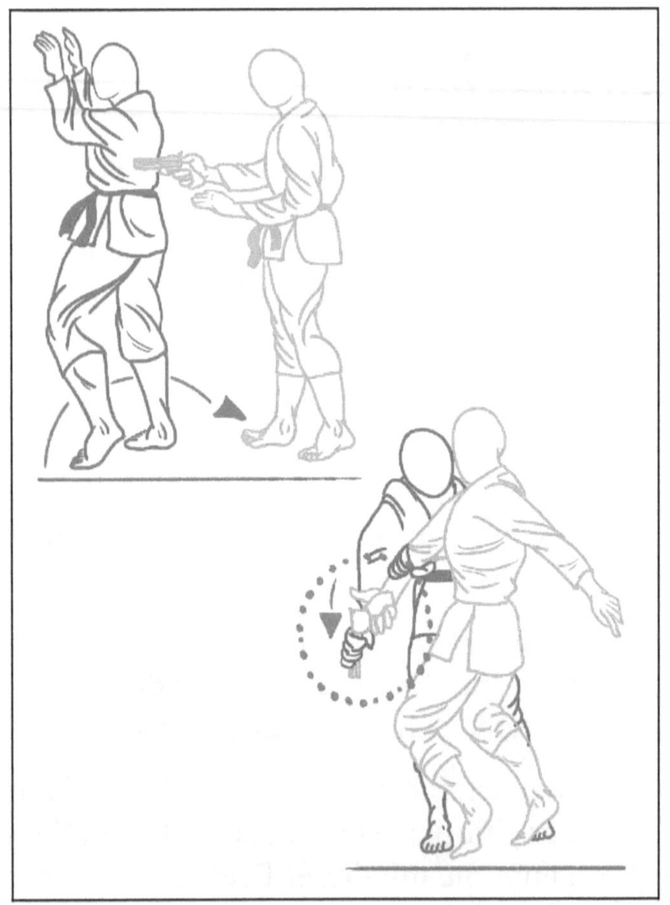

anschließend mit einem starken Zug nach unten, wodurch der Angreifer entwaffnet wird; sofort ist die Situation in ihren Händen.

Bestrafe hart mit Karate-Schlägen mit deinen Ellbogen oder mit dem Griff der Pistole, die jetzt in deiner rechten Hand ist.

Die Entwicklung der vorherigen Besetzung ist notwendig, um sie auf der Trainingsmatte in die Praxis umzusetzen, um sie zu assimilieren, zu verstehen und herauszufinden, wo genau sie sich anfühlt.

Für Ihr Training empfehle ich die Verwendung einer mit Kappen beladenen Spielzeugpistole, die der Partner auslöst, damit der Leser weiß, ob er rechtzeitig aus dem Angriff herauskommen konnte oder ob das Ergebnis negativ war.

In ähnlicher Weise wird eine Wasserpistole verwendet, um einen Pfad zu visualisieren.

Da das Training alles erlaubt, können wir nach und nach sehen, ob wir Fortschritte in unserem Wissen machen oder nicht. Die ersten Male wird das Training in Zeitlupe durchgeführt, wobei die Bewegungen sorgfältig markiert werden und mehr als der sportliche Aspekt angestrebt wird, um den idealen Zähler perfekt zu koordinieren.

In späteren Übungen werden wir versuchen, Geschwindigkeit und Effektivität zu erreichen, nachdem wir die Kurven und Griffpositionen gut gelernt haben.

Überzeugen Sie sich, bevor Sie mit einem anderen Kapitel fortfahren, ob Sie dieses Set perfekt beherrschen. wenn ja, können wir weitermachen; Wenn nicht, werden wir so oft wie nötig ausführlich üben, bis wir die Perfektion erreicht haben. Berücksichtigen Sie, dass Ihr Leben involviert sein wird, wenn Sie sich jemals in dieser Situation befinden, ohne die Kontrolle über den Zähler zu haben, mit dem wir uns in diesem Kapitel befassen.

Verteidigung gegen Tritte mit dem Schrägstrich

Jetzt werden wir untersuchen, wie man den Schrägstrich verwendet, um einen Kick zu neutralisieren. Dazu sehen wir uns die Grafik an, in der die Art und Weise des Angriffs durch Verteidigung dargestellt ist.

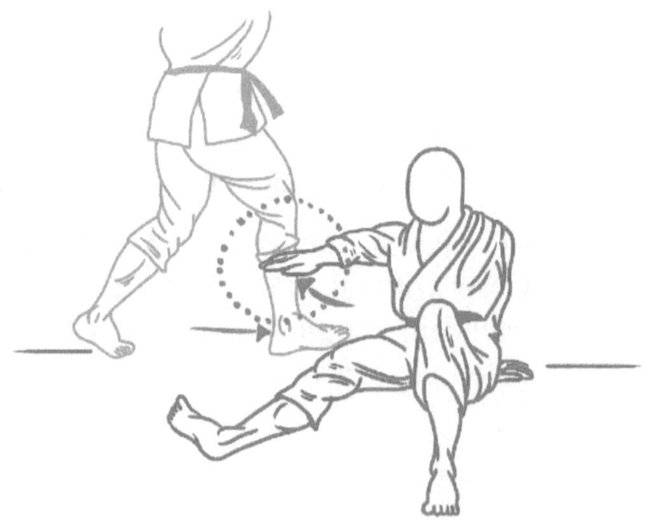

Beobachten Sie den Leser an der Stelle, an der ein kräftiger Schnitt ausgeführt wird, der gleichzeitig mit dem Aufprall des Tritts stark schmerzt, da unser Ziel das Schienbein des Gegners ist, eine äußerst verletzliche und schmerzhafte Stelle.

In dem Kapitel über das Studium des Schnitts stelle ich ausführlich vor, wie man die Hände härtet und sie darauf vorbereitet, mit der Kante derselben schwere Schläge zu schlagen. Dieses Mal haben wir die Möglichkeit, das erlernte Wissen aus einem völlig anderen Blickwinkel als dem bekannten zu üben, aber nicht weniger interessant zu beherrschen. Daher üben wir so oft wie nötig, um einen starken und verheerenden Schnitt zu erzielen, der bei Anwendung angewendet wird zahlt zwei Dividenden gleichzeitig, verteidigt uns und verletzt.

Wie in allen Fällen empfehle ich, bis zur vollständigen Assimilation so viel wie nötig zu üben und darauf zu achten, dass Ihr Schrägstrich gut ausgeführt wird und genau mit der Hand und nicht mit den Fingern getroffen wird, da dies die Gefahr birgt, sie zu verletzen Diese sind schwach im Vergleich zum Schienbein am Bein des Angreifers, aber wenn seine Hand gut verhärtet und sein Schnitt perfekt gelernt ist, ist das Risiko, auf das ich mich beziehe, vernachlässigbar.

Nutzen wir dieses Kapitel, um noch einmal auf der gewissenhaften Ausbildung der Grube zu bestehen, die der Leser inzwischen perfekt hätte ausführen sollen. Wenn nicht, gehen Sie zurück und trainieren Sie nach Bedarf, um die betreffende Ressource vollständig zu beherrschen.

Verteidigung gegen einen Angriff von zwei Personen

Angriffe von Kriminellen, die den als "China" bekannten Wrestling-Schlüssel für ihre Missetaten verwenden, wurden so oft in den Zeitungen veröffentlicht, dass ich der Versuchung nicht widerstanden habe, den Lesern dieser bescheidenen Abhandlung die Form der Verteidigung zu präsentieren

Diese Art von unmoralischem Angriff, bei dem einer der Kriminellen das zukünftige Opfer von vorne unterhält, während der andere Grobian leise hinter ihm steht und mit dem oben genannten Schlüssel zum Hals angreift, ein Schlüssel, der in den meisten Fällen führt zum Tod.

Nun, der Weg, um aus einer Situation wie der oben erwähnten mehr oder weniger gut herauszukommen, besteht darin, Ihr Karate-Wissen auf folgende Weise intelligent einzusetzen (siehe nächste Grafik): Zuerst schlagen Sie rücksichtslos mit Ihrem Bein auf die Hoden des Grobian vor Ihnen. vorzugsweise mit der Ferse des Fußes; Wenn der Schlag mit dem genauen Ziel ausgeführt wird, das meine Leser bis jetzt haben oder haben sollten, wird das Ergebnis sein, dass der erste den Kampf sofort aufgibt.

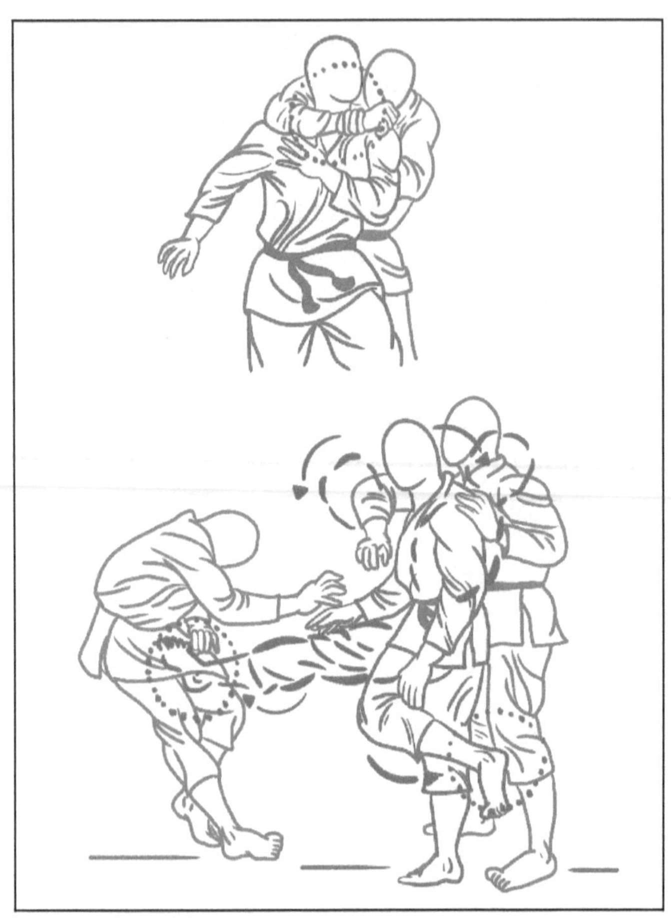

Geben Sie dann den Gegenschlüssel, legen Sie Ihre Hände in den Knoten, der den Arm des Angreifers bildet, und drücken Sie mit den Handflächen nach vorne und zur Seite, um die gefährliche Krawatte mit aller Kraft zu lösen Es greift deinen Apfel oder Adams Apfel an.

Um es zu schützen, drehen Sie Ihren Hals scharf nach links, um ihn außer Gefahr zu bringen, schlagen Sie mit Ihrem Schädel auf das Gesicht des Angreifers und bewegen Sie sich immer vorwärts, um den Gegner aus dem Gleichgewicht zu bringen. Wenn Sie es schaffen, den Knoten zu lösen, der sich gegen Ihren Hals schließt, verwenden Sie eine andere Karate-Ressource, um das Schienbein oder Knie des Gegners mit Ihrer Ferse zu treffen und ihn mit Gewalt zu bestrafen. Dieser Schlag muss stark und überraschend sein, um den Feind aus dem Gleichgewicht zu bringen und wie bei einem Katarista üblich die Sekundenbruchteile zu verwenden, die uns die Überraschung unvorhergesehener, unbekannter Schläge gibt, um uns von der Bedrohung für unseren Hals zu befreien und a anzuwenden rücksichtsloser Ellbogen gegen das Gesicht des ehemaligen Angreifers, der von dieser Sekunde an unserer Gnade und unserer gesamten Verfügung ausgeliefert sein wird.

Ich empfehle, diese Besetzung in höchstem Maße zu üben, was im Alltag sehr nützlich sein kann, solange sie gut beherrscht wird. Umfassende Übung auf der Matratze ist die Richtlinie, die befolgt werden muss. Trainieren Sie mit Ihrem Trainingspartner, zuerst in Zeitlupe, dann nur durch Wählen und schließlich machen Sie Ihre rauesten Workouts mit der Idee, den erforderlichen Rohling zu erhalten, aber immer ohne die gebührende Vorsicht zu beachten.

Erste Hilfe

In allen Sportarten treten von Zeit zu Zeit einige Pannen auf, unsere könnten keineswegs die Ausnahme sein, da in ihnen bestimmte grobe Transporte ausgeführt werden, die von ihrer eigenen Unhöflichkeit ausgehen, jedoch die vorsichtige Vorsicht, mit der ich fordere ihre Praktiken zu bewirken; Diese Unfälle bergen jedoch bei ernsthaften Personen mit guter körperlicher Vorbereitung keine ernsthafte Gefahr.

Daher werden wir in diesem Kapitel untersuchen, wie diese Eventualitäten aussehen können und wie Erste Hilfe geleistet werden kann, während der Arzt eintrifft.

Trotzdem ist es ebenso ratsam, die Abhandlung "Die Gesundheitsphilosophie des Drachen" zu haben.

Die häufigsten Unfälle sind:

Nasenbluten. Dieses Problem ist bei Aspiranten sehr häufig, da es in solchen Fällen ratsam ist, kalte Kompressen auf die Basis von Nase, Stirn und Hals aufzutragen und zusätzlich mit einem mit Adrenalin (Anästhetikum) getränkten Wattepad auf den betroffenen Teil zu klopfen.

KO für einen Schlag auf den Kopf. Wenn dies geschieht, geben Sie dem Betroffenen künstliche Beatmung, atmen Sie aromatische Salze oder Ammoniak ein; schütze es so gut wie möglich und lege es zur Ruhe. Wenn sich der Antragsteller in guter körperlicher Verfassung befindet, hat dies keine Konsequenzen. Auf jeden Fall sollten Sie sich eine Woche ausruhen und auf hartes Training verzichten. Es ist ratsam, es von einem Arzt untersuchen zu lassen.

Knochenbruch. In diesen Fällen ist die absolute Unbeweglichkeit des betroffenen Teils angemessen, wodurch die verletzte Person sich wohl und warm in perfekter Ruhe befindet, wenn es möglich ist, Schlamm, Schlamm, Sand oder thermischen Ton auf die betroffene Stelle aufzutragen und sofort einen Arzt zu rufen, oder die Verwandte für ihre sichere Überstellung.

Schnitt ins Gesicht. Diese lästigen Unfälle treten häufig auf, wenn ein Kopf gegen einen anderen geschlagen wird, was zu lästigen und sperrigen Schnitten führt. In diesem Fall ist es ratsam, die Wunden mit einem in Adrenalin getränkten Wattepad zu reiben und eine dicke Schicht thermischen Schlamms oder reines festes Vaseline aufzutragen, das mit chirurgischem Sulfathiazolpulver oder elastischem Kollodium gerührt wird. Wenn der Fall dies rechtfertigt, gehen Sie zum Arzt, um die erforderlichen Stiche zu machen.

Lila Augen. Dieser Unfall ist der häufigste und einfachste; Es wird empfohlen, Kompressen aus kaltem Wasser und thermischem Schlamm aufzutragen, damit die blauen Flecken verschwinden.

Versetzungen. Dieses Problem ist äußerst ärgerlich, insbesondere bei Muskel- oder Sehnenrissen. Natürlich ist es bei Athleten mit guter Vorbereitung selten, aber am Ende kommt es zu einem Unfall, der außer Kontrolle gerät und normalerweise passiert. Wenn dies passiert, bringen Sie die verletzte Person zur Ruhe, verkaufen Sie das betroffene Teil vorsichtig mit einem elastischen Verband und stellen Sie sicher, dass ein Experte für diese Aufgaben eingreift. Versuchen Sie nicht zu massieren, wenn Sie nicht genau wissen, was Sie tun sollen. Die verletzte Person muss vor einer neuen Trainingseinheit lange genug ruhen.

KO für den Bass. Dies geschieht mit einiger Häufigkeit, ist aber später nicht gefährlich. Es wird empfohlen, die verletzte Person künstlich zu beatmen, Sauerstoff aufzutragen, wenn Sie ihn zur Hand haben, ihn gut einzuwickeln und ruhen zu lassen. Die Natur kümmert sich um den Rest.

Meine Empfehlung ist, keines dieser Probleme zu unterschätzen oder es stärker als nötig zu betonen.

Die aufgeführten Eventualverbindlichkeiten können mit Vorsicht vermieden werden. Die starke körperliche Verfassung, die durch die Durchführung weiterer Empfehlungen, das Training und die Vorbereitung zuerst mit den in den entsprechenden Kapiteln vorgestellten Übungen erreicht wird, vermeidet in einem hohen Prozentsatz der Zeit störende Unfälle, da Ihr Körper stark und widerstandsfähig ist. Aber natürlich dürfen wir den Machismo nicht mit dem verwechseln, was Vorsicht rät.

Diese Arbeit wurde am 2. September 2020 in Mexiko-Stadt fertiggestellt und vom selben Autor unter seiner eigenen Verlagsmarke „Zone Black" veröffentlicht.

Mehr vom Autor:

1. Die Gesundheitsphilosophie des Drachen
2. Lebensstile (Zeichenhandbuch)
3. Leonardo Gudiños Kampfmethode
4. Das Tao des Zeichnens
5. Das große Neufundland
6. Die Kunst des Krieges enthüllt
7. Dynamische Linie (Zeichenhandbuch)
8. Multiverses andere Realitäten
9. Bereich 51
10. Einstellung in Zeichnungen